子

なぜベトナム人は痩せているのか

炭水化物が好きな人のための分食ダイエット

GS
幻冬舎新書
321

はじめに

私は、病院の管理栄養士です。血液検査値改善のための栄養指導を行ってきて、８年になります。

メタボリックシンドロームに悩む方、食生活に不安を持っている方……など、８００人以上の方の指導をしてきましたが、患者さんの検査値が正常にもどるたびに、心から安堵《あんど》しますし、同時に達成感があります。そして、積み重ねてきた指導に自信が持てるようになってきました。

ちなみに「血液検査値改善」というのが、私の重要な使命のひとつです。これは、コレステロール値の高い方の症状を改善するとか、血糖値の高い方の数値を低くする……などが、主な目的となりますが、実際にこの**改善を実践できた方の中に、健康的なダイエットに成功していただけたケースが多い**のです。

私の指導にもとづいた生活を続けてくださったおかげで、症状がよくなるのはもちろんのこと、体重も減少し、体のラインも引き締まり、結果的に健康的になる、というわけです。

もちろんこれらは、栄養士の指導内容を素直に受け入れてくださった患者さんの意欲、努力があってこそです。他人である栄養士からの遠慮のない指摘に納得し、食事や生活の改善を受け入れるには、患者さん自身の素直な気持ちや余裕、また、かなりの反省と心構えがないと難しいといえるでしょう。

それに、すぐに結果が出るものでもないので、モチベーション維持のための意識改革も大切です。また、ご家族の協力があったからこそ、成功できた方もいらっしゃるはずです。

指導をしていていつも感じることがあります。それは**生活時間、食事の嗜好、満足度の価値観を変えることが、いかに大変か**ということです。

特に40代の働き盛りの方などは、長い通勤時間、短い睡眠時間、残業があたりまえ……という過酷な日々をあたりまえにすごしているので、たとえば「規則正しい時間に食事をしましょう」といった栄養指導内容自体が、実行困難だったりします。一朝一夕に、がらりと規則正しい食事のできる生活に変えるなんて、そうそうできることではありませんし、長年培った嗜好を変えて食の満足度を上げることも不可能に近いですし……。

そこで、**どんな状況の患者さんでも取り組みやすい方法、それほど負担にならず継続もしやすい食事方法**を探してきたのですが、ようやく見つけました！

それが**分割食、つまり分食をするということ**です。

実際にこの方法にチャレンジしていただいた方からは、「それならできそう」とか、「はじめは半信半疑でも、実際行ってみると確かに痩せてきた」といった感想をいただきました。

では、分食とは具体的にいったいどういうものなのでしょうか。

世の中には分食の定義がいろいろありますが、本書でいう分食とは、**いつもの夕食を分割して2回に分けて食べることを指します。**

夕食の時間が、「起床から14時間をすぎてから」になるときがポイントです。そうなる場合は、夕方の時間帯に、先に〝主食にあたるもの〟を食べて、14時間を超えて以降は、〝主菜と副菜にあたるもののみ〟を食べる、という食事方法です。

私がよく聞く、体に悪い食生活習慣の代表は、「朝から何も食べずにすごし、夜遅く（起床後14時間をすぎてから）夕食をとるが、お腹が空きすぎたあまりドカ食いをしてすぐに就寝」というもの。私のおすすめする「分食」を実行すれば、こんな好ましくない食事・生活習慣をストップすることができるのです。

さて、正しい食事の仕方についていろいろ調べ、さまざまな実践をしてきたときに、ベトナム人の食事について知る機会がありました。そして、ＷＨＯ調べの「肥満比率の国際比較」（２０１２）で、**ベトナムの方はダントツで肥満の人の割合が低い**ことがわかりました。

ベトナム人は、私たち日本人と同じように、〝**お米の国**〟**の人**です。なのに何が違うのか？　本文であらためて詳しく触れますが、ベトナムの方は、お米を主食にバランスのいい食事をしています。そして、**お腹の空いている時間が長くなりすぎる前に、食べ物を口にしてエネルギー補給する**人が多いようなのです。これを知ったとき、私がすすめている食事の方法に、ますます自信がつきました。

とはいえ、現代の日本人の生活環境においては、お勤めの時間に左右されることも多いし、さまざまな誘惑もあるでしょう。そもそも、「正しい食生活」がわかったとしても、それを続けていかなければ、健康で美しい体は手に入りません。そこで、私たちの日々の生活の中で無理なく続けられる方法を、本書にまとめました。

今までダイエットに成功できなかった方に朗報です。

今の生活のスケジュールに無理を強《し》いることなく、体にいい食べ方が「分食」です。

それは、ちょっとした工夫。体の仕組みを知っていただくだけで、あなたの食生活は、がらりと改善されます。

何より、**「食べることを我慢しなくていい」**のです！　**お酒も大丈夫。**

そんな魔法のような食べ方に半信半疑の方もいるかもしれませんが、自分自身の体の正直な声を聞けば、自分で自分の体に無理なことをするわけがない、ということがわかってくると思います。
さあ、ごちそうもお酒もおやつもいただきながら、どんどん健康になって、若返りましょう。

2013年9月　森由香子

なぜベトナム人は痩せているのか／目次

第2章 食事の理想の時間帯を知る
――いつ夕食をとるか？ そのとり方は？

第3章　分食の実践
「夕食は起床後14時間」がポイント 67

第5章 料理別・夕食の食べ方 121

図版作成 美創

第1章 太りやすい食事の仕方と、太りにくい食事の仕方がある

体重はなぜ増える？「体脂肪」と「中性脂肪」って何？

私たちは、日々、体重が増えたり減ったりしています。ダイエット中の人などは、たった500g程度の増減でも一喜一憂し、どうしてだろうと原因を考えるでしょう。昨日は夕食がバイキングだったからかな、とか、夕食後にスナック菓子を一袋食べたからかな、夕食後にストレッチを始めたからかな……などなど、思い出しながら分析を始める方も多いと思います。

さて、そもそもこの「太ったり、痩せたり」というのは、体のどんな仕組みで起きるのでしょうか。

当然のことですが、お菓子をいつもよりたくさん食べれば「摂取カロリー」が増えますし、運動量をいつもより増やせば「消費カロリー」が増えます。この**摂取カロリーと消費カロリーの収支バランス**が、マイナスの状態で続けば痩せていきますし、プラスの状態が続けば太っていきます。つまり、この収支バランスで体重は増減するわけですが、実際には「体脂肪の量」が増減して、体重が増えたり減ったりしているのです。

ということは、**体重を増やさないようにしたいのならば、体脂肪を増やさないようにすればよい**のです。

体脂肪とは、皮下脂肪と内臓脂肪の2種類からなります。これらの脂肪は、大部分が中性脂肪からなっていて、この「中性脂肪」が体内に蓄積されたままいつまでも使われない状態が続くと、〝体重が増える〟ということになります。そして、体脂肪が過剰な状態を「肥満」と呼んでいます。

つまり、太らないようにするには、**〝余分な中性脂肪〟をつくらないようにすること、**そして、その**中性脂肪を体内に溜《た》めないようにすること**が肝心なのです。

それには、どうしたらいいのでしょうか？

ひとことでいえば、自分に必要な「推定エネルギー必要量」よりも余剰にエネルギーを摂取しないことにつきます。

――それはだれでもわかっていることなのですが、それができないので、私たちは、今度こそ！　といろいろなダイエット法に手を染めていくのです。

体脂肪は、体の敵ではない。が、増えすぎると……

さて、体脂肪について誤解されやすいことがあるので、ここで説明しておきましょう。体脂肪が増えすぎると肥満になりますが、体脂肪は、決して体の敵ではありません。本来、体脂肪は、体温を維持したり、外側の衝撃から内臓を守るためにあります。ですから、体にとって必要なものなのです。

また、極端なダイエットをする女性の中には、栄養不足になって体脂肪が少なくなり、痩せすぎてしまうことで、生理不順を起こす方もいます。こんな事例を見ても、**適度な体脂肪が必要**だということが、わかります。

そして、ご存じない方も多いかもしれませんが、体脂肪のもとである「中性脂肪」は、食品から得る以外に、肝臓や脂肪組織でも合成されます。そして、中性脂肪は、血液中にも流れているのです。

ところが、食べすぎ、飲みすぎなどで食事量が多くなりすぎると、使われなかったエネルギー分が「中性脂肪」になって脂肪組織に蓄積され、皮下脂肪や内臓脂肪となってしまうのです。

脂肪組織にも、貯蔵量に限界があります。

これ以上貯蔵できなくなったり、肝臓での中性脂肪の合成が盛んになってそれが血中に増えたりすると、血液検査で「中性脂肪が高い」といわれるようになります。これを放置しておくと動脈硬化になり、それが原因で心疾患や脳血管疾患などの重い病気になってしまうこともあります。**中性脂肪を減らすことは、ダイエットだけではなく、健康維持にもつながっていく**のです。

中性脂肪を制すれば肥満は防げる?

では、余分な中性脂肪のつくりすぎを防止するには、どうしたらよいのでしょうか。

注意すべきは、大きく分けて次の3点です。

1 脂肪を多く含む食品に注意すること。

2 中性脂肪になりやすい食品の食べすぎや、それらを使った料理の組み合わせに注意すること。

3 中性脂肪になりやすい時間帯に注意すること。

です。

なんとなく難しく感じるかもしれませんが、これは逆に、脂肪が含まれない食品、少ない食品、なりにくい食べ合わせ、なりにくい時間帯を知ってコントロールすればよいだけなのだ、ともいえるわけです。

中性脂肪をつくりやすい食事

脂肪を多く含む食品の代表は、
・脂肪の多い肉や脂っこい料理
・お菓子
・乳製品
・ナッツ類
などです。
また、食べすぎたり、飲みすぎると中性脂肪になりやすい食品としては、
・砂糖入り飲料水

・果物
・主食（ごはん、パン、麺類など）
・お酒

などです。

中性脂肪になりやすい料理の組み合わせは、

・脂肪の多い料理同士の組み合わせ。たとえば、「チャーハンと春巻き」など
・糖質の高い料理同士の組み合わせ。たとえば「パスタとパン」など
・糖質と脂質の高い料理の組み合わせ。たとえば「ハンバーガーとシェイク」など

こんな魔の組み合わせに出合ったら要注意です。

また、**中性脂肪になりやすい時間帯は、起床後14時間以降**です。できれば**この時間帯には食事をしないこと**です。

どうしても食事をしたい場合は、脂肪が含まれない食品、少ない食品、中性脂肪になりにくい食べ合わせにすること。決して、脂肪の多い食品、脂肪になりやすい食品を食べすぎないこと。脂肪と脂肪、糖質と糖質、糖質と脂質などの魔の食べ合わせにしない

こと、につきます。私は、ビールを飲んでお風呂に入ってさっさと寝るようにしています。

中性脂肪をつくりにくい食事

逆に、中性脂肪をつくりにくい食材についても説明しておきましょう。

・野菜
・海藻
・キノコ類

などです。野菜、海藻、キノコ類は、食物繊維、ビタミン類、ミネラル類が豊富でしかも低カロリーです。**ビタミン類は、糖質や脂質をエネルギーにするときに必要な栄養素**なのです。これらが足りないと、体脂肪として体内に溜め込まれやすくなります。

「食事量を減らしているのに痩せない」という方は、野菜、海藻、キノコ類をあまり食べていない傾向があったりします。

体脂肪は「栄養不足」で増える

体脂肪をつくりやすくするのは、「食べすぎ」だけではないことがわかっていただけたと思います。**食事は3食きちんととっているものの、体に必要な栄養素が不足すると、栄養バランスがくずれ、体脂肪をつくりやすくなるのです。間違ったダイエット情報や、自分の食のこだわりは、危険**なのです。

そんなわけで、次のような方は、食生活を見直さないと、なかなか痩せられません。

・何をどう食べてよいかを、日ごろから意識していない方
・食べたいものばかりを好きなだけ食べる、好きな食べ物が決まっていてそればかりに偏りがち、という方
・お酒を飲みたいだけ飲む方
・お腹いっぱいになるまで食べないと気がすまない方
・食べ方が自己流になっている方

ひとつでもあてはまる方は、栄養バランスがとれていない、すなわち「栄養不足」の可能性が高まります。改善を考えていきましょう。

自分の価値観が、太る原因をつくっている①——濃い味付けに注意

大勢で食事をする機会があると、味の価値観の違いがはっきりとわかりますよね。〝好みの味〟は、たいてい、小さいころからの家庭の味が基準になっているものです。

特に、塩味、甘味に関しては、それがはっきり出ている気がします。十分おいしいお味噌汁や煮物なのに、さらにお塩やお醤油をかけないと気がすまない方もいます。ところが、味が濃いおかずはごはんが進みますから、結果、主食のとりすぎになっていたりします。

「濃い味付け」は、ひとことで、ダイエットの敵です。

私の知人は、「イチゴを何個か続けて食べると味にあきてくるので、塩をかけて食べる」といっていました。この方は、高血圧気味でした。**血圧が高いと、エネルギー代謝がうまくいかなくなりがち**です。高血圧の方に塩分は、特によくないものです。それに、果物の甘さの成分は「果糖」という糖で、肝臓で中性脂肪になりやすい性質があります。とりすぎると、肝臓でつくった中性脂肪があふれ出し、体の組織に入って体脂肪になってしまいます。イチゴを食べすぎて果糖の摂取が多くなり、しかも日ごろからの塩分の

とりすぎで高血圧気味……それでは、エネルギー代謝がうまくいかず魔のサイクルに陥ってしまい、なかなか痩せられないことになるでしょう。素材の味がわかるぐらいの食べ方がおすすめです。

この方に限らず、煮物にたっぷりのお砂糖を入れて全体的に甘い味付けを好む方や、油をたっぷり使っていないと満足がいかない嗜好の方も、体脂肪をつくりやすくします。

自分の価値観が、太る原因をつくっている②——カロリーに注意

カロリーについて無頓着な方は、結構います。

私が栄養指導した方の中にも、缶コーヒーを1日に数缶飲む方、口さみしくて年中飴《あめ》をなめている方、無意識にクッキーをつまんでいる方などがいらっしゃいました。

ご本人は、ほんのちょっとのつもりでいても、**実際に計算すると、カロリーを結構とっているもの**です。

また、「菓子パンが高カロリーだと思っていなかった！」など、思い違いをしている方も多いです。

自分の価値観が、太る原因をつくっている③——栄養バランスが一番

ダイエットというと、最初に思い浮かべるのは「カロリーを落とす」ことですよね。しかし、実は、**カロリー計算するよりも、栄養素がどれぐらい入っているかを考えたほうが得策**です。

実際に、私が外食時にメニューを選ぶとき、どんなふうに考えて選ぶのか、ご紹介しましょう。

同じ値段であれば、カロリーよりも栄養素です。

そこで、**栄養素がたくさんとれるメニューを選ぶように心がけています。**

おなじ３００円のメニューなら、フライドポテトは選ばず、ベーコンと青菜のソテーにします。夕食で１０００円の食事をするなら、ハンバーグ定食よりも焼き魚定食にします。

フライドポテトは、ジャガイモ単品であること、揚げてあるので油が多いことが理由です。ベーコンと青菜のソテーも油を比較的多く使っていますが、青菜には、油と一緒にとると吸収がよくなるビタミン類が豊富でもあり、単品の食品に比べて栄養バランス

がよくなります。

また、焼き魚定食を選ぶ理由はこうです。夕食の時間帯、特に脂肪を溜め込む時間帯なら、脂肪を多く含むひき肉よりも魚のほうがカロリーが低いですし、魚の油にはエイコサペンタエン酸（EPA）、ドコサヘキサエン酸（DHA）などコレステロールや中性脂肪を下げたりする効果が期待できるからです。

太る生活スタイルを続けていると……

ある友人は、「帰宅してから夕食をつくるとお腹が空きすぎているため、お菓子をつまんでから食事をつくる習慣がいつのまにかできてしまい、結果、中性脂肪が高くなってしまった」と話していました。

また、その方は、「夕食後に、家族でテレビを囲み、お茶を飲みながらお菓子を食べることや、お風呂上がりに乳脂肪がたくさん入っているアイスクリームを食べることが、ストレス発散にもなり至上の喜び」とも話していました。

食事の内容についても、育ちざかりのお子さんがいるので、「子供が大好きな肉料理や揚げ物中心の食事になってしまう。自分には、魚料理のほうが健康のためによいとわかっていても仕方がない」ともいっていました。

自分もそうかもしれない、と思う方がいらっしゃるのではないでしょうか？

簡単でお手軽な方法を求めすぎると、失敗する

こんな方もいます。

・調理が苦手で、「バランスのよい食事方法」についてよくわからないため、健康食品に頼っている

・スーパーに買い物に行っても、何をどう買って使いまわしていくかわからないため、結局、出来合いのものを買ってきてしまい、いつもワンパターンの食事になっている

・ＥＰＡやＤＨＡなどの栄養用語が、テレビや雑誌に氾濫《はんらん》しているが、それが自分に本当に必要なのかどうかわからない

この３つともにあてはまる方がいて、その方から、こんな相談を受けたことがありま

す。

「理想としては、1週間分の食品をまとめ買いして、それを朝食と夕食で1週間かけて使いきりたい。その際に、バランスがよい献立をつくりたいけど、やり方がわからない」

さらに、

「最近、疲れがとれないので、何かいいサプリメントがないでしょうか」

とも尋ねられました。

この方に必要なのは食事をバランスよく修正することに他なりません。地道に基本的なことを覚えることです。が、**忙しさのあまり、簡単に何かひとつのもので解決しようという安易な考え方をしてしまうことが、ダイエットを阻む原因**になっているのです。

体脂肪を増やす行動や意識——加齢

食品以外にも、体脂肪を増やす要因があります。

加齢、緊張感のない生活、運動不足、便利になりすぎた生活、不規則な食事時間、ス

トレスなどです。

たとえば、加齢について。

年を重ねるごとにエネルギー代謝が落ちてくるので、若いときと同じ食事量では多すぎることになります。簡単にいうと〝食べすぎ〟になっている、余剰にエネルギーをとっている、ということになっているのです。

今年のお正月に、15年ぶりに同窓会がありました。学生時代にはとても痩せていたのに、昔の面影もないぐらい大きくなっている方が、結構いました。そういった方々にお話を聞くと、「昔ほど食べられなくなって、食べる量が減ったにもかかわらず、痩せられなくなった」というのです。

これは、加齢によるものです。**基礎代謝が、筋肉量と比例して下がっていくので、若いときと同じ食事量では、カロリーオーバーになりがち**なのです。

ところが、同級生でも、逆に学生時代に比べて大変スマートになって若々しくなっている方もいました。そういう方のお話を聞くと、毎日、自宅で踏み台昇降をしたりジムに通ったりしていることが日課のひとつになっていて、楽しんでいるとのことでした。

い趣味になっているようでした。この方は、お子さんに手がかからなくなり、生活スタイルを自分でコントロールできるようになったとも話していました。

運動をとりいれることで、摂取カロリーよりも消費カロリーを大きくすることができたことが、いい方向に動いたのでしょう。また、**筋力がつくことで基礎代謝も上がるの**で、その影響も大きいようです。

体脂肪を増やす意外なこと――緊張感のない生活

「緊張感のない生活」は、体脂肪を増やす悪環境です。

同窓会の後、そのときの写真を友人たちに送ったところ、「久しぶりに自分の写っている写真を見てびっくりした！」「こんなに太っていたとは」「やっぱり痩せなくちゃ」といった返事が、数人からありました。自分が写っている写真を見て、痩せようという、ダイエットの動機付けになったようです。

太ってしまう要因として、自分が太っていることに気が付きにくい生活環境にいることもあります。

自分の体重が何キロかわからない。最後に体重計に乗ったのが半年前……。中には、体重計が家にない、なんて方も！

体重が増えたことに気付きにくい環境で暮らしているせいで、衣替えの季節に、去年はけたスカートがきつくなっていて、はじめて太ったことに気が付いた……なんていう苦い経験をお持ちの方もいらっしゃるでしょう。

実は、私も、体重計に乗らない生活をちょっとだけ送ったことがあります。語学研修でイギリスに行ったときでした。最初からゴムを使ったスカートをはいていたり、体をしめつけない洋服が好みだったこともあって、体重が徐々に増えたことに気が付きにくく、帰国したら顔立ちが変わるほどパンパンにふくれてしまっていた、という経験をしました。

いくつになっても、女性にとって、美容は大きな関心分野でもあります。同窓会に参加しますと、見た目の年齢に、だんだん差が出てくるのを実感します。

いつまでも若々しさを保つためには、皮膚や毛髪などの細胞の新陳代謝はもちろんですが、心の新陳代謝も活発にしないとなりません。

まずは、自分が今どういう状態かを客観視してみることです。同窓会があれば参加したり、習い事を始めてみたりするのもよいでしょう。

大事なことは、緊張感を覚える場面に自分を置くことです。自分からそういう場面をつくってみたりしてもよいでしょう。

もうちょっと痩せなくちゃ！ 5歳若く見えるようになろう！ といった、決意も大事。若く見えるためには、「どうでもいいや」という後ろ向きの気持ちを前向きな気持ちに切り替えることで、心の新陳代謝を上げることが大切です。前向きな気持ちこそが原動力になります。そして、それが、健康な体づくりにもつながっていきます。

つまり**気持ちも体も健康になることが、ダイエットには必須**なのです。

だからこそ、**ある程度の緊張感のある生活**をしていくことです。そして、刺激を受けるためにも、プチ同窓会を開いたり、社会と接触する機会を増やしたりして、自分を外側から見る機会をつくりましょう。

体脂肪を増やし健康を阻害する――運動不足

食べすぎたと思ったら、シンプルに、体を動かすなどの運動でエネルギーを使えばよいのです。

ところが、仕事に追われる日々が続くと、休日ぐらいは体を休めていたいと思うでしょうし、運動不足にもなりがちです。しかし、食べすぎに運動不足が重なるということは、脂肪をつくりやすくしているということになるのです。

接待などで、毎日のようにご馳走を食べ、飲酒する機会を持つ方も多いでしょう。食事がおいしいと、ついつい酒量も増えていき、脂肪をつくりやすくなります。「脂肪肝」という言葉を聞いたことがあると思いますが、肝臓が中性脂肪でいっぱいになりフォアグラのようになった状態をいいます。

運動不足によって、体重を増やし、脂肪肝をもつくってしまい、健康を阻害することになるのです。

体脂肪を消費するには、「基礎代謝」「食事による代謝」「活動代謝」の3つがあります。

知らない間に消費しているのが「基礎代謝」と「食事による代謝」です。
「基礎代謝」とは、生命を維持するために最低限必要なエネルギーの量をいいます。
「食事による代謝」というのは、食べ物を消化吸収するときに使うエネルギーをいいます。実は、「食べる」というのは、エネルギーを体に入れるためだけの行動ではなく、エネルギーを消費する行動でもあるのです。食事中に体温が上がって汗をかくという経験をする方も、多いのではないでしょうか。

一方で、「活動代謝」は、どれだけ体を動かしたかによるものです。なので、ジムに行ったり、散歩をしたりなど、**意識して体を動かさないと、「活動代謝」は大きくなりません。**

生体リズムがくずれると太る――便利になりすぎた生活

体の余分な体脂肪は自己責任がほとんどですが、ちょっと見方を変えると、便利になった現代社会の副産物といえるかもしれません。

交通手段が発達してあまり歩くことがなくなりましたので、運動不足になりがちです。

また、飽食と呼ばれる時代で、食べ物がいつでも手に入る環境にありますから、自制心が働かないと、誘惑に負けてしまうことが多々あります。

何より、いつでも、手軽に、気軽に食事ができるようになりました。

24時間営業のお店が増えたことや、宅配サービスの店がいつでも利用できるのは、現代の私たちにとっては、とてもありがたいことです。

これをうまく利用できればよいのですが、逆に、ダイエットにはマイナス面になることもあります。

夕食から数時間経《た》って小腹が空いたころ、テレビで、おいしそうなスイーツを紹介する番組や宅配ピザのコマーシャルを見て、急に食べたくなった……という経験をした方も多いと思います。それで、ピザの宅配を頼んでしまったり、歩いてすぐのコンビニやファミリーレストランに行ってしまった、なんてこともあるのではないでしょうか。

これは非常に危険なことです。

就寝前の夜遅くの食事は太りやすいので危険だ、ということは、いわれなくてもだれでもわかっているでしょう。ところが、**夜食が日常化することで、さらなる危険がある**

ということまではご存じない方が多いのでは？

夜食によって、朝は食欲がなく、欠食となってしまう。その結果、1日2食になるという方は、結構多いようです。このあと、第2章で詳しく説明しますが、**1日2食は、ダイエットの敵**なのです。意図せずその生活スタイルになってしまっているとしたら、きちんと生活を見直す必要があります。

体脂肪を増やす行動や意識――不規則な食事時間

不規則な食事時間も、体脂肪づくりの要因です。

・残業があたりまえの過酷な労働時間
・長い通勤時間のため、毎日睡眠不足
・夕食が遅いため、朝の食欲がなく、朝食を食べないのが習慣化
・週末は疲れが溜まっていて運動する気にもなれず、運動不足に陥りがち

これらはすべて、体脂肪をつくる要因です。

私の知っている方で、「居酒屋でたくさんのおつまみを並べて食べながら、この食事

が最後で、もう食べられなくなるのでは？　という脅迫観念におそわれてしまい、いっぱい食べてしまう」なんて方もいました。

栄養指導を受けにきた男性で、「いつも仕事が忙しくて、食べる時間がなかなかつくれないため、食べられるときにきちんと食べておこうという気持ちになって食べすぎてしまう」という方もいました。

不規則な食事時間、夜遅い時間のドカ食いは、絶対にＮＧです。

これは、**生体リズムの特徴**からも説明できます。

夜は、脂肪を体内に溜め込みやすくする副交感神経が優位になり、脂肪が体内に溜まりやすくなります。

そのうえ、最近の研究でわかったことなのですが、体には〝**時計遺伝子**〟というものがあって、生活の時間帯で脂肪を体内に溜め込もうとしたり、逆に溜まりにくくしたりする働きをするのだとか。その時計遺伝子が、夜は、脂肪を溜めるように指令を出すらしいのです。

夜遅くの食べすぎを習慣に持つ人は、一日も早くやめたほうがよいでしょう。

この例とは少し違った食習慣ですが、こんな方もいました。小学生のとき、朝礼時に朝食を食べなかったせいで、空腹のあまり倒れてしまったことがあり、それがトラウマになり、空腹感があるとまた倒れるのでは？　空腹は自分の体に悪いのでは？　と考えるようになったそうなのです。それで、常に何か食べて就寝まで空腹にならないようにしているのだと話してくれました。この方に限らず、だらだらと何かしら口にしていないと落ち着かないという方は結構います。**食事時間にメリハリがないことも、体脂肪をつくる要因**になるということを、覚えておいてください。

体脂肪を増やす行動や意識——ストレス

肉体的、精神的にストレスが溜まってくると、脳内の視床下部にある摂食中枢が刺激されて、食べすぎを引き起こします。

また、**脳下垂体から分泌される副腎皮質ホルモンが過剰になり、内臓脂肪を増やす**といわれています。

そして、ストレスで十分な睡眠がとれなくなることでストレスに拍車がかかり、内臓脂肪がさらに増えることになるのです。

ただ、ストレスで食欲がなくなるよりも、過食のほうが多少、体にはよいかもしれません。

長続きさせるダイエットの極意！〝魔の時間帯〟を知る

ストレスを溜めながらのダイエット、我慢しながらのダイエットは、長続きしません。**効率的に賢く痩せるには、無理なく長続きするやり方でないといけない**のです。

それには、「**脂肪になりやすい時間帯に食べすぎないこと**」がポイントです。その〝魔の時間帯〟にちょっと気を付けるだけで、中性脂肪が体内の脂肪組織に蓄積されにくくなるのです。

忘年会シーズンなどの行事が多い時期は、そうはいっても通常以上に食べざるを得ないこともあるでしょう。週に1回程度ならよいのですが、毎日のように続く場合もありますね。そんなときは、ウォーキングなどの運動もとりいれて、いつもより活動量を増やすなど、「余分なエネルギーを消費すること」しか方法はありません。

運動量を増やせばよいということは、だれでもわかっていますが、便利な生活をしている私たちにとって、それを実行するのはなかなか難しいことです。

ちなみに、そのモチベーションをつくるのは「緊張感」です。「これ以上太ったら、来週のパーティであのドレスが着れなくなる」とか、「ズボンがはけなくなる」とか。

……こういった緊張感がなくなると、別に体重が増えようが、着れる洋服がなくなろうが、気にしなくなって、どんどん体重が増えていくことになります。

日常生活に緊張感を持たせることを前提に、1週間に1回程度だったら、食べすぎてもOK。

ですが、それ以外の6日間は〝魔の時間帯〟にちょっとの工夫をすること。それだけで、脂肪がつきにくい体になっていくのです。

「魔の時間帯」とは、起床後14時間をすぎた時間帯のことを指します。

本書で一番大切なことになりますが、なるべく、起床後14時間以内に、1日の最後の食事である夕食をすませるのがベストです。

それができない場合は、空腹のあまりドカ食いをしてカロリーをとりすぎてしまった……なんてことにならない工夫をしないといけません。

そのコツはこうです。**昼食から6時間後ぐらいの小腹が空きはじめた時間に、主食にあたる炭水化物を食べてしまう**、ということ。

そして、**起床後14時間をすぎてからは、脂肪が少なく、糖質も少ないものを食べる**ようにします。

「朝食、昼食、夕食」とあるうちの、夕食を2回に分けて、〝プレ夕食〟〝本夕食〟と、**1日4食にする**ことなのです。

ベトナム人の食事の仕方に、「痩せる」秘密があった！

私の場合、仕事柄、早番、遅番のシフト制なので、その時々で〝起床後14時間後〟が変わります。早番のときは5時ぐらいに起床なので、夕食の終了時間は19時。遅番のときは7時ぐらいに起床なので、夕食の終了時間は21時といった感じです。

特に起床5時の場合、19時に夕食を食べ終えるのは至難の業。ところがそれをすぎての夕食は、内容がいつもの食事と同じままだったら、太ること間違いなし。

さて、**ストレスを溜めずに、14時間超えの食事時間に何を食べるか？**

また、**14時間を超えるとわかっているときは、どう対処したらよいか？**

それは、ベトナム人の食生活にヒントがあるようです。

「はじめに」でも触れましたが、世界91か国の肥満比率を調べたところ、ベトナム人の肥満比率がダントツで低かったのです。91か国中でトップでした。日本人や韓国人も低いと言われていますが、それよりもさらに低い。

2009年までの最近年の数値が出ていたのですが、ベトナム人の肥満比率は男性が0・3、女性が0・6。日本人は、男性2・9、女性3・3で、肥満比率の高いアメリカ人は、男性33・1、女性34・3という数字です（WHO Global Database on Body Mass Index　2012・6・24より／参考：社会実情データ図録）。

そこで、ベトナムで仕事をしていた方に、ベトナムの方がどんな食事をしているのか、話を聞いてみました。

ベトナムの食事は、一昔前の日本と共通するところが多く、米が主食で、おかずの中心は野菜です。1回の食事でだらだらたくさん食べることはなく、基本的には朝・昼・

晩の3食を、主食とおかずの組み合わせにして、15～20分ですませます。ところが厳密に言うと、「食べている」のはその3回だけではありません。一度に食べる食事量が少ないので、食事と食事の間に、おやつというよりは、軽食的なものを食べるのだそうです。食事量が少ないと、すぐにお腹が空きますね。ベトナム人に痩せている方が多いのは、一度に少量しか食べないことで、体脂肪をつくる前にすべてエネルギーとして消費されるためだろうと推測します。

ベトナム人の日常の食事の回数は1日3～5回と言っていいのではないか、そしてここに、痩せるための食事のヒントがあると、私は思いました。

そうです。夕食を2回食べればよいのです。1日4食。朝食、昼食、プレ夕食、夕食の構成にするのです。

では第2章以降で、この具体的な方法を考えていきましょう。

肥満比率の国際比較(世界91か国、2009年までの最近年)

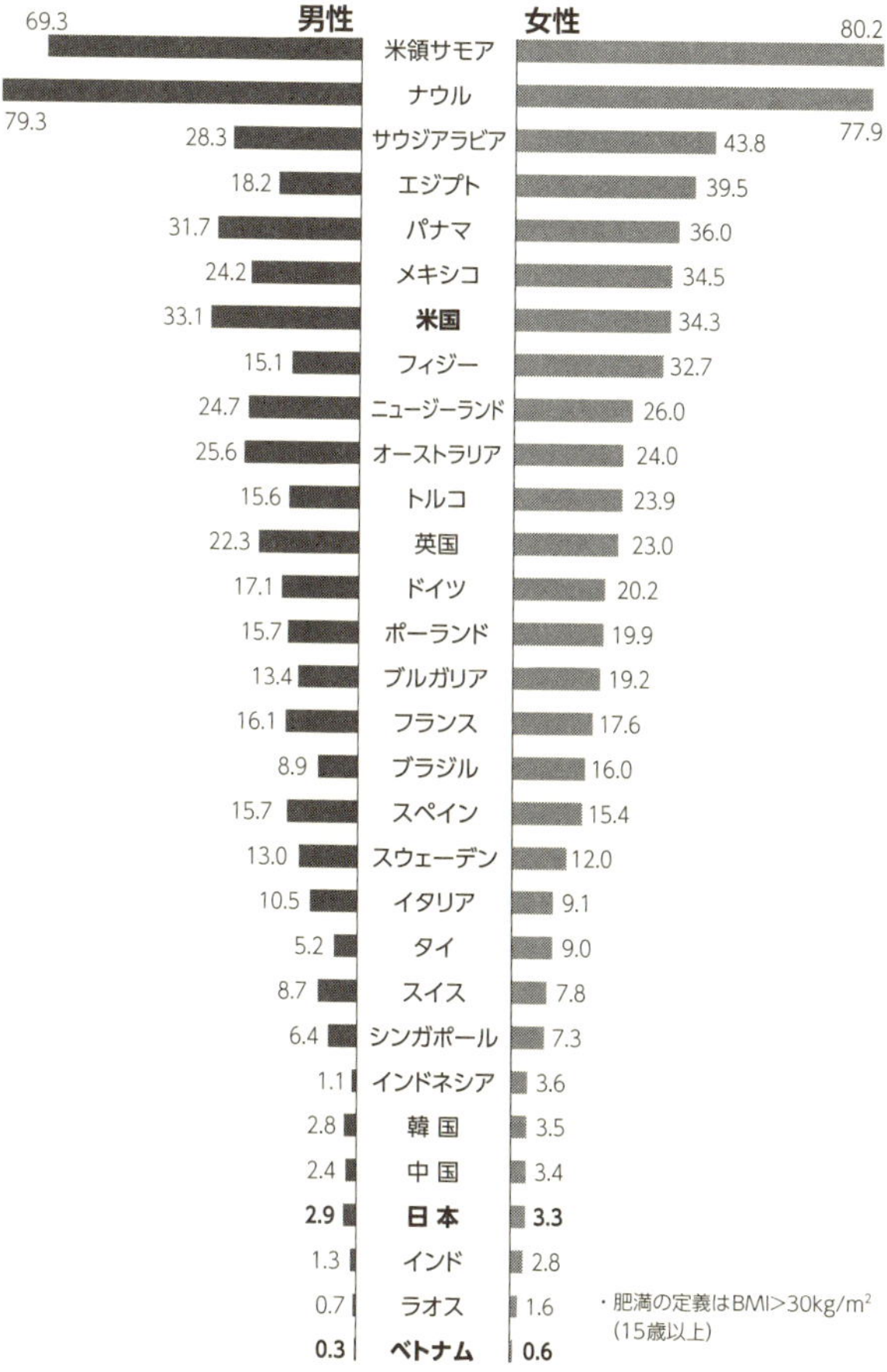

参考：WHO Global Database on Body Mass Index　2012.6.24より抜粋
社会実情データ図録　http://www2.ttcn.ne.jp/honkawa/2222.html

第2章

食事の理想の時間帯を知る

——いつ夕食をとるか？　そのとり方は？

時間栄養学を知れば、肥満の仕組みがわかる

最近の研究で、私たちの体の中には「体内時計」と呼ばれる体のリズムを刻む時計があり、それが、脳はもとより、体のすみずみの部位にあることがわかってきました。体内時計により、睡眠のリズム、食欲、ホルモンの分泌などがコントロールされています。

不規則な生活をしていたりすると、体内時計が狂ってしまい、睡眠障害、高血圧などの発症につながりやすいこともわかってきました。

そこで、生活習慣病の予防をはじめ、健康を維持するために、この**体内時計のリズムをうまく利用して、食事をとる時間やどう食事をするかなどを研究する学問**として生まれたのが「**時間栄養学**」です。

人は、だいたい決まった時間に眠くなり、朝になると同じ時間に目が覚めます。お腹もいつもの時間になると空いてきます。

この体のリズムを刻んでいる仕組みを「体内時計」といい、この体内時計は、体の部

位を構成する細胞の遺伝子がつかさどっています。

そして、その**体内時計をつかさどっている遺伝子を「時計遺伝子」**と呼びます。この「時計遺伝子」は、脳をはじめ、体のあらゆる部位に存在しています。それぞれの時計遺伝子は独自のリズムを持った体内時計をつかさどっているため、そのリズムにしたがって生活や食事を行うことで健康を維持できるのです。

時計遺伝子は、大きく2種類に分けられます。

ひとつは、脳の視交叉上核にある「主時計遺伝子」と呼ばれるもので、全身に存在する時計遺伝子の総司令塔です。

もうひとつは、心臓、肺、肝臓、腎臓、筋肉などに存在する「末梢時計遺伝子」と呼ばれるもので、それぞれ独自のリズムを刻んで体の重要な生理機能をコントロールしています。

これらの時計遺伝子の働きの研究によって、**人間には理想の食事時間があり、その食事時間を守れば、食事の量が今までと変わらなくても、痩せやすくなる**ことがわかってきました。

同じものを食べても、食べる時間によって、基礎代謝や活動で消費されるのか、脂肪として蓄えられるのかが決まります。

脂肪を溜め込む時間は、いつ?

時計遺伝子は、細胞内に「ビーマル1」というたんぱく質を分泌させるよう、指令を出します。

ビーマル1は体内時計の本体とも呼べるたんぱく質で、体内に脂肪をとり込む働きがあります。ビーマル1が24時間周期で、細胞内で増減することにより、体内リズムが刻まれているのです。

たとえば、細胞が空っぽの水槽だとすると、たんぱく質が水にあたります。細胞内が、たんぱく質であるビーマル1でいっぱいになるまでには、約12時間かかります。いっぱいになると、今度は徐々に減少していき、再びなくなるまで約12時間かかります。ビーマル1がいっぱいになった状態が、一番脂肪を体に溜め込みやすい時間。逆に少ない状態が脂肪を溜め込みにくい時間といえます。

体内時計は1日24時間のサイクルを刻むことで、睡眠、血圧、体温、ホルモン分泌など、体の重要な生理機能をコントロールしています。この**時計遺伝子のリズムが乱れることで、代謝機能が低下し、肥満の原因をつくる**のではないかと考えられるようになりました。

体内時計は、1日ごとにリセット可能です。たとえば、脳にある時計遺伝子は、毎日、朝日を浴びることでリセットされます。内臓にある時計遺伝子は、朝食を食べることにより1日のリズムを刻みはじめます。**朝が非常に重要**なのです。

これらの時計遺伝子の働きから、人間には理想の食事時間があり、その食事時間を守れば、食事の量を今までと変えなくても、痩せやすくなる効果があることがわかってきたようです。

体内時計の1日のリズムと食事には、相関関係があるということです。

1日のなかの痩せ時間

1日のなかで、食べても太りにくい時間、食べてもいい時間があります。

この効果的な時間を理解して、この時間帯に食事をすることで、負担の少ないダイエットができます。

まず、**起きてから12時間以内は、食べても太りにくい時間帯**です。

ダイエットの効果を早く出したい人は起床後12時間以降は何も食べないに限りますが、仕事などで、12時間以内に食べ終えられない人のほうが多いでしょう。その場合は、せめて14時間以内に食べ終えましょう。ベトナムの人はだいたい14時間以内にすべての食事を終えるそうですよ。

みんな痩せていた時代があった

ところで、いつから肥満が社会問題になったのでしょうか。

日本で肥満が問題になったのは1990年代ごろのようです。

今の私たちの生活においては、24時間営業のコンビニやレストランがあり、深夜でも食事ができます。また冷蔵庫を開ければ、ビールはあるし、何かしら食べるものもあります。遊ぶところも昼夜関係なくありますので、夕食後に夜食を食べたり、残業でついつい帰宅が遅くなったら夜遅くに食事をしたり……。その結果、朝、胃がもたれていて食欲がなかったり、ぎりぎりまで寝ていて朝食を食べる時間がなかったりするのが、現代人の食生活の特徴です。

本来の「生命のリズム」にしたがった生活をしていた時代、たとえば原始時代では、夜明けとともに起き、日没とともに寝ていたでしょう。この時代には生活習慣病はなかったはず。江戸時代も、電気が普及していなかったので、夕食は日没までにすませていましたし、一汁一菜が基本でしたから、やはり、肥満の人はあまりいなかったでしょう。

朝食、昼食、夕食。どこでしっかり食事をとる国の人が痩せているか？

朝食をしっかりとるのは、本来、日本人の典型的なスタイルです。戦前は、大家族でお年寄りと同居していたので、野菜や乾物など、健康を意識したさまざまな食材をとりいれる食事内容でした。伝統的な日本の食生活といっていいでしょう。**朝食をお米とともにしっかりとって、昼食、夕食はほどほどにするのが、日本の食文化**だったのです。

そして、この食事は、前述したようにベトナム人の食事内容と共通する点が多いのです。ベトナム人も当時の日本人も、肥満が少ないというのは厳然たる事実ですから、この食文化が理想的だとわかります。

ところが、現代の日本人の食生活はパン食も増え、欧米化してしまいました。西洋文化が入ってくる以前の日本では、「生活習慣病」という言葉は存在しませんでした。肥満人口も今ほど多くなく、むしろたんぱく質、脂質不足によって血管が弱く、脳溢血《のういっけつ》などの疾病を患う方が多かったようです。

夕食をしっかりとるのは、欧米をはじめ、現代の日本人のスタイルといえます。そのせいか、肥満率が昔に比べて高くなり、生活習慣病、メタボリック症候群という言葉がうまれました。

1日の食事のメインが夕食にシフトすると、体にとって良くないサイクルになりがちです。

典型的な悪い食事例を挙げてみましょう。

朝は時間もなく、また就寝が遅いせいで食欲もないので、朝食は欠食するか、あるいは職場の机で菓子パンやコンビニのサンドウィッチ、おにぎりなどの単品ですませる。

昼食は、揚げ物が多くて野菜が少ない出来合いのお弁当。あるいはダイエットのつもりでおそばのみ。

夕食は、取引先の接待でフレンチのフルコース。あるいは同僚と居酒屋で焼き鳥、揚げ物などがメインの飲み会。そして、しめのラーメン。

また、自宅で、夕食後のお楽しみのケーキを食べたり、テレビを見ながらお茶やおせんべいなどを食べる習慣をお持ちの方も多いでしょう。

単純に、こうして言葉にして整理して見直してみるだけで、夜型の生活習慣が、いかにダイエットに向いていないか、おわかりいただけると思います。

夜の食生活を整えようとするなら、実は朝食をしっかりとることが近道なのです。朝食べるリズムをつけることで、夜に体がそれほどカロリーを欲しがらなくなるためです。

余談ですが、どうやらタイ人も、ベトナムと似たようなサイクルで食事をするそうです。いろいろ納得できませんか？

夕食を制するとダイエットできる。生活に合わせて「食べる時間」を設定する

現在、朝食をしっかりとる習慣がある方は、ぜひそのまま続けてください。とてもよい食習慣といえます。

接待や勤務時間の関係で、どうしても夕食をしっかりとる習慣になってしまう方は、**「起床後14時間以降は、食べたものが脂肪になりやすく、痩せにくい」**ということを、よく覚えておきましょう。

夕食の時間帯はもちろんのこと、それ以降（起床後14時間以降）に食事をする方は、消化のよいもの、野菜中心のもの、カロリーの低いものを食べるようにしましょう。

そうやって食べ方の工夫をするのです。

日ごろから、油控えめ、カロリー控えめ、野菜たっぷりの料理を夜遅くまで提供している健康を意識したお店を見つけておくことも大切ですね。夕食の時間が遅くなる場合に、活用するといいでしょう。私の**おすすめはファミリーレストラン**です。カロリー表示もあり、低カロリーを意識した献立も最近増えてきました。

ベトナム人が痩せている理由

さて、ここで、あらためてベトナム人が痩せている理由に目を向けてみましょう。

日本では、バブルの頃に、ボディコンが流行《はや》りました。ボディラインがはっきり出る洋服のことですが、これを着こなすためにダイエットに励んだ女性も多かったのではないでしょうか。体のラインを見せる洋服を着こなすことは、ダイエットのきっかけやモチベーション維持に大切ですね。

前述したように、**世界91か国の肥満比率の国際比較を見ますと、最も肥満率が低いのは男女ともベトナム人**です。

ベトナムの民族衣装・アオザイは、ボディラインが目立つ服。ベトナム女性の美の象徴といえるアオザイは、女子高生の制服になっているところも多いとか。

私も職業柄、制服を着用していますが、制服のいいところは、ある程度の体重の増減が体感できること。スカートがきつく感じると、太ってきたからジムに行こうかしら……などと、自分の戒めに役立っています。もし、制服がアオザイのようにボディラインにフィットしたものだったら、たった500gの増減にも敏感になり、体型維持に励むため、もっと運動量を増やしたり、もっと食事に気を付けたりするのではないでしょうか。たかが服装と思うかもしれませんが、ベトナムの人が痩せているのは服装の影響もあるはずです。

また、1年中、暑くて湿気の多い気候の影響も大きいでしょう（主に南部）。それが食事量を抑えられる要因になっているかもしれませんし、汗をよくかき、疲れやすいため、食事を数回に分けて食べてエネルギーを補給することで、効率よく代謝するような食生活が根付き、余分な脂肪が付きにくくなるとも考えられます。

歩くと汗もたくさんかくし、その熱気ですぐに疲れてしまいますから、移動には、バイク、自転車を利用する人が多く、運動量が特に多いというわけではないようです。また、お天気に逆らわない生活を好むようで、雨が降っているときには、わざわざ出かけたりせずにおとなしく家ですごす生活をする方が多いようです。

このことからも、ベトナム人が**カロリーを運動で消費するというよりも、食事でコントロールしてスリムな体を維持しているといえる**ようです。

ちょっと変わった習慣ですが、半年に1回、虫下しをのんで腸をきれいにする習慣もあるとのことです。これもまた太りにくい要因かもしれません。

ベトナム人は、何時に何を食べているのか?

ベトナムで働いていた知人の話によると、一般的に、6時ごろに起床、外で朝食をとり、12時に昼食、昼休みは2時間ぐらいで、その間に昼寝をする。18〜20時に夕食。23時には就寝。起床後、14時間以内に夕食を終えている方がほとんどのようです。

ベトナム人は早寝早起き、規則正しい食生活の習慣を持つ国民性のようです。

1回に食べる食事量が少ないために、空腹になるのが早く、間食を10時ごろや15時ごろにする方も多いそうです。その場合は、日本のようにスイーツなどのお菓子類ではなく、生のカットフルーツや、生春巻きなど料理の前菜にあたるものを屋台で買ってきて、職場で食べるのだそうです。

やはり、**1日に3〜5回、ちょっとずつ食べるというのが、太りにくい体をつくっているる**と思われます。

食事時間は15〜20分ぐらいで、遅くもなく速くもなくちょうど良い時間のようです。

では、食事の内容はどうでしょうか？

当然のことながら地域によって特色があるのですが、ここではベトナムのポピュラーな料理に注目してみます。ベトナムといえば、主食は米です。２０１２年年初から10月初めまでのベトナムの米輸出が世界第1位になるほどの〝米の国〟です（バンコクポストによる）。

日本と同じように白米を食べますが、朝食や間食によく食べられる「フォー」（平打ちの米粉麺）や、フォーと並んでポピュラーな「ブン」（ビーフン）も米粉の麺です。ベトナムのお好み焼き「バインセオ」にも、ベトナムのちまき「バインチュン」にも米が使われています。

ダイエットに、パンより米がいいのはご存じでしょう。パンは種類にもよりますが、つくる過程でバターや砂糖、卵などが入ることも多く、カロリーが高くなっているからです。パンは塩分が意外に高いので、それも理由です。

典型的なベトナムの1日の食事としては、朝食はフォーや「バインミー」（ベトナムのサンドウィッチ）を外で食べ、昼食や夕食は、ごはんとおかずといった定食スタイル

(一汁三菜)。

フォーには野菜や肉などの具が入っていますし、サンドウィッチにも具が多く、全体的に栄養のバランスがとれているといえるでしょう。

一汁三菜的な定食スタイルは、米や野菜を中心としており、また食後に旬の果物を食べるそうなのですが、これは、**欧米の食事の影響を受ける前の日本人の食事スタイルと似ています。**

おかずは、肉も魚も食べますが、それ以上に野菜が多いのが特徴です。バジル、コリアンダーといったハーブ類、トウガラシ、ニンニク、ショウガ、ホウレンソウ、トマト、人参、ナス、キュウリ、オクラ、もやし、にらなど、野菜類をふんだんに使ったものが多いです。

「肉やごはん以上に野菜をしっかり食べる」「肉料理や魚料理の付け合わせにはたっぷりの生野菜を添える」「野菜料理をいくつも食べる」……などの食事習慣が、余分な体脂肪をつくらないようにしていると考えられます。

油を使うよりは、スープや鍋にする料理が多いのも特徴でしょう。これによって、低カロリー、高たんぱくで太りにくい食事になっているといえます。

ベトナム料理の味付けは、食べる人が自分でする場合が多いようです。タレが別についてくるスタイルが多いため、自分で塩分の調整ができて、とりすぎないですみます。コリアンダー、香辛料が多く使われる料理が多いというのも、タレが少量でもおいしくいただける利点といえるでしょう。肉や魚には、ヌックマム、レモン汁、ニンニク、ショウガなどをつけていただくのを好んでいます。

地元には、貝料理のお店も多いそうで、殻から出してちょっとずつ食べることで、少量でも満腹感が得やすいのかもしれません。

また、砂糖入りの清涼飲料水は好まれず、体の内面からきれいにしようという意識が高く、薬草茶などが好まれるようです。これもまた食事のときにはお茶を必ず飲んでいた、昔の日本と同じですね。

ただし、ベトナムにも欧米的な食生活の波が入りはじめているようです。今後、体型も少しずつ変わっていってしまうのでしょうか。

第3章 分食の実践

「夕食は起床後14時間」がポイント

覚えておきたい分食の3つのルール

さて、いよいよ、現代日本人の生活スタイルでも無理なく実行できる方法である「分食」について説明していきましょう。「起きてから14時間」というラインをまず引きますが、具体的にどうしていけばいいのでしょうか。

分食のルールは3つです。

ルール1　14時間以内に、主食にあたるものを食べる。

ルール2　14時間をすぎたら、主菜、副菜、汁物にあたるものを食べる。

ルール3　分食をするなら、朝食は主食、主菜、副菜の組み合わせにする。

分食の必要性

宴席などやむを得ない場合は、第5章で具体的に紹介しますが、ここではまず、基本をおさえましょう。普段の生活ではどうすればよいでしょうか。

これまでも触れたように、とてもよい方法があります。**夕食を2回に分けて食べれば**

よいのです。それを**分食**と呼びます。

昼食から夕食まで、6〜7時間以上の長い時間があいてしまうことはままあるでしょう。これは大変危険！　そうすると、無意識のうちにお腹が空きすぎて、食事量は増え、食事のスピードが上がりますね。スーパーマーケットやコンビニに寄って、ついつい買いすぎてしまうのもこういうときです。お腹が空きすぎて空腹感をコントロールできなくなると、理性を失いがちで、こういったときは本能のまま食べてしまいます。

夜遅い食事になるときは、いつもの食事を分割して、「夕食の一部」をその前に食べてしまうといいのです。そうすれば、帰宅途中の買い物で買いすぎが抑えられるようになりますし、夕食の食べすぎも防ぐことができるようになります。

分食、つまり、夕食を2回に分けて食べることによって、空腹感が抑えられるのは間違いありません。食べすぎなくてすみ、我慢することなく満足感が得られます。**血糖値が一気に上がるのも抑えられ、その結果、余分な脂肪を体内に溜め込みにくくします。**食事をとる時間が遅くなればなるほど、食事量を減らしていくようにしましょう。

ただし、早い時間に何を食べるか、遅い時間に何を食べるか、それぞれの時間帯によって何を食べてよいのか、避けたほうがよいのか、など、覚えておくべきことがあります。

気にしなくてはいけないのは、「今、何時なのか」ということ。〝食べる時間〟を考慮しないといけないのです。詳しくは、このあと説明していきます。

分食の実践

●1回目の「プレ夕食」

起床後12時間以降かつ14時間以内に、主食にあたるものを食べましょう。

おにぎり、サンドウィッチ、おもちなど、腹持ちがよいものをとりますと、2回目の夕食のときにドカ食いしなくてすみます。さらに、そのときに**温かい飲み物**を一緒にとるようにすれば、満足度が高まります。

避けたほうがよいのは、お菓子類。特に**甘いものは要注意**です。

なぜでしょうか。ちょっとお腹が空いたときに甘いお菓子を食べると、血糖値が急に上がり、膵臓《すいぞう》からインスリンが出て血糖値を抑えようとします。すると、血糖値が低くなりすぎる場合があります。そうなると、さらに甘いお菓子が食べたくなり、結果、お菓子の食べすぎになることがあるのです。そして、一時的にお菓子を食べることでインスリンが多くなると、インスリンが脂肪細胞で中性脂肪の合成をするようになります。

空腹をある程度満たしておけば、帰宅途中に衝動買いがなくなりますね。ダイエットを長く続けるコツは、精神的な安定をどうやって求めていくかにつきます。我慢の連続で、空腹感がコントロールできなくなってしまっては大変なのです。

●具体案

私が時々行う方法を紹介します。

昼食でとっている仕出し弁当のごはんの一部をおにぎりにして、それを夕方に食べる、という方法です。ラップや梅干しなどを持参しておくと、便利です。

一般的には、コンビニやスーパーで、おにぎり、サンドウィッチ、クラッカー、肉マン、食パン、フランスパン、握り寿司などを買っておいて、「プレ夕食」タイムに、温かい飲み物と一緒にとるのがいいでしょう。これらを日中に買っておけば、手間もかかりませんね。

職場環境で可能なら、冷凍のおにぎりなどを会社の冷凍庫に保管しておいて、チンして食べるやり方もあります。

おもちなどもよいです。電子レンジで温め、味付けのりや韓国のりなどで巻いて食べると、お醤油をつけなくても味がしっかりありますので、よいかもしれません。

あるいは、ご自宅でお弁当をつくる際に、おにぎりやサンドウィッチを別途つくっておくのもよいでしょう。

食パンを会社に買い置きしておくことができる環境であれば、それもおすすめです。用事をつくって、ちょっと外に出られるのであれば、おそば、ラーメン、チャーハン、雑炊などの炭水化物中心のお料理を食べに行くのもよいでしょう。

要は、**帰宅後の遅い時間にお腹が空いてどうしようもなくなってしまうのを避ける**ための手段です。

●分食⇓2回目の夕食　自宅の場合

2回目の夕食では、**おかずのみ**を食べましょう。**おつまみなしのお酒だけ**でもよいでしょう。

ただし、この形での晩酌は**週２回程度にして、習慣化してはいけません。**

その理由としては、空腹感があるときは、体内脂肪が分解されて遊離脂肪酸という形になって血中に増えているからです。こういう状態のときにお酒を飲むと、体内でアルコールと脂肪酸が結びついてできた有害物質が内臓に蓄積されやすくなるのです。

おかずとしてのおすすめは、**豆腐**、**貝類**、**魚**、**鶏ささみ**、**ヒレ肉**です。これらの食材を、油控えめにして、素材の味がわかるような**薄味で味付け**しましょう。

このときも、**温かいスープ類**があると満足度が高まります。インスタント味噌汁、カップスープのポタージュなどを活用してもOKです。

自炊が苦手な方、つくる時間がもったいないと感じる方は、**白湯《さゆ》と乾きもののおつまみ**、**カットフルーツ**、**豆腐**などを選びましょう。

それさえも面倒な人や、あまりにも遅い食事時間になってしまうときは、**牛乳や豆乳２００㎖程度**を飲みましょう。普段の就寝時間ぐらいが食事時間になってしまうときにもおすすめです。

そして**翌朝、朝食をしっかりとるようにするのが大切**です。

具体的に説明しましょう。

就寝までの時間が1時間を切っている状況で2回目の夕食をとる場合は、スープ類、牛乳、豆乳など水分系の食事にします。

就寝まで2時間ぐらいある場合は、豆腐、貝類、白身魚などの食材を、煮る、蒸す、焼く、生など、油を使わない調理法をおすすめします。私は手間がかからないので、お刺身をよく食べます。

就寝まで3時間以上ある場合は、主菜、副菜、汁物にあたるものを食べましょう。もちろん、油控えめの料理にするのは大切なポイントです。私がよく調理するのは、蒸し野菜サラダ。野菜類、キノコ類、こんにゃく類、鶏ささみを使ってフライパンでつくります。これは低カロリーなうえに、ゆっくりよく噛《か》んで食べると、少量でも満腹感を味わえるからです。つくり方は簡単です。フライパンに材料を入れて、少量の水を加え、蒸すだけです。

●分食⇓2回目の夕食　居酒屋の場合

居酒屋メニューでおすすめなのは、枝豆、野菜サラダ、キノコサラダ、海藻サラダ、お刺身、焼き魚、冷奴、卵焼き、あさりなど貝類の酒蒸し、蒸した肉、しゃぶしゃぶサラダなどです。

野菜、海藻、キノコ類、豆腐類を中心にしつつ、肉、魚類は素材の味を楽しめる調理法のものを選びましょう。

●2回目の夕食で、控えたほうがベターなもの

カップ麺、スナック菓子、揚げ物、丼物、カレーライス、ハンバーガー、パスタ、菓子パン、和・洋菓子、アイスクリーム、果物、チーズなど高糖質や高脂肪のものは要注意です。サツマイモ、ジャガイモ、サトイモ、かぼちゃ、レンコンなども、糖質の高い野菜、イモ類という理由で控えましょう。

分食を実行するとよいことがある

夕食を分食にして、多少の空腹があっても就寝してみてください。すると翌日、よいことがあります。

自分に勝った翌日、起床をすると気が付くことがあります。あんなに空腹だったはずなのに、さほど空腹を感じない……。それは脂肪分解ホルモンの働きにより、血糖値を安定させているからなのです。就寝中、このホルモンは、**日ごろの食べすぎなどで蓄えている体脂肪を就寝中に分解して、血糖値を安定させている**のです。実は、日中に空腹を感じているときにも、同じようなことが起きています。

お腹が空いたな、と思ったとき、「今、体脂肪を分解しているんだ！」と思ったら、食欲が抑えられるという人もいるので、これを覚えておくといいでしょう。

分食をした翌日の朝食のコツ

朝食で、昨夜の栄養不足の帳尻を合わせなくてはなりません。

夕食時間が遅かったために我慢していた揚げ物などを、思いっきり食べてもよいのが、朝食です。

ただしこのとき、ごはん、焼き魚、野菜の煮物、味噌汁、果物といった**定食スタイルにする**のがポイントです。必要なのは、主食にあたるものと、主菜にあたるものです。

洋食であれば、パン、目玉焼き、野菜サラダ、スープ、果物の組み合わせがよいでしょう。栄養のバランスをとるためにも、朝食をしっかりとりましょう。ベトナム人のポピュラーな朝食であるフォーは炭水化物も野菜もたんぱく質も入っていてスープもたっぷりなので、なかなかうまくできたメニューといえます。

欠食は絶対にしないことです！　必要な栄養素がとれず、しかも、体が飢餓状態と感じてしまい、**次の食事をしたときにその食事が脂肪になりやすいので注意**しましょう。

ごはん、パン、麺類などの炭水化物の多い食品を主食にし、魚、肉、卵、大豆製品などたんぱく質の多い食品を主菜にして、野菜、海藻、キノコ類などビタミン類、ミネラル類、食物繊維の多いものを副菜とした組み合わせで栄養のバランスをとるのがベストです。ダイエットをする人に、主食となる炭水化物を抜く人がいますが、絶対に抜いてはいけません。

欠食や炭水化物抜きが太りやすい理由

欠食がいけない理由を、あらためて説明します。

食事をすると、だんだん体が温まっていくと感じることがありますね。それは、食物の消化、吸収、代謝などで、体が熱を発するからです。これを「食事誘発性体熱産生」といいます。「特異動的作用」ともいい、1日の全エネルギー消費量の、約5～10％にも相当するようです。

つまり、**欠食すると、エネルギーが1食分使われないことになるので、太りやすくなる**といえるのです。

補足ですが、栄養素を単独で摂取したときの食事誘発性体熱産生は、たんぱく質、炭水化物、脂肪の順に大きいのです。ですので、**朝食は、主菜にあたるたんぱく質源のもの**（卵、肉、魚、大豆・大豆製品）を多めに、そして**主食にあたる炭水化物源のもの**（ごはん、パン、麺類など）を食べること。**食べながら、エネルギーがどんどん使われていきます**。「炭水化物抜きダイエット」がよくない理由がわかりますね。

うれしいことに、この**食事誘発性体熱産生は、朝が最高で深夜が最低**といわれています。そして、食べ方をちょっと変えるだけで、より一層高めることができるようになります。それには、**よく噛んで食べること、いつもより意識してゆっくり食べること**です。

単品ダイエットが太りやすい理由

バナナなどの果物の単品ですませたり、菓子パンのみといった食事は、できれば避けたいところ。**単品は、栄養素のバランスがとれないため、いくら食事量を抑えても、エネルギー代謝がうまくいかず、痩せにくい**のです。

いろいろな健康ブームやダイエット療法には、単品ダイエット的なものもありますが、これらにまどわされないように、簡単な栄養学は、知識として持っていましょう。

まずは、糖質、脂質、たんぱく質の消化や吸収のメカニズムを簡単に説明しましょう。

ごはん、パスタ、果物、イモ類、砂糖などに含まれる糖質は、ブドウ糖にまで分解されてから、エネルギー源として体内で使われたり、肝臓や筋肉に貯蔵されたりします。

しかし、それらに使われることなく余ってしまった糖分は、体脂肪に変わってしまいます。また、**糖質をエネルギー源に変えるためには、肉類や豆類に多いビタミンB_1が必要**

となりますので、これが不足すると、体脂肪を溜めやすくなります。

お肉やお菓子、チーズなどの乳製品等に含まれる脂質は、まず小腸で、脂肪酸とグリセロールに分解され、次に肝臓に送られ、再び合成されて脂肪組織へ送られ、貯蔵エネルギーや、細胞膜、ホルモンの材料などになります。使いきれない余分な脂質は体脂肪に変わります。**脂質をエネルギーに変えるには、ビタミンB_2（肉類、乳製品に多い）が必要**ですが、これが不足すると体脂肪が増えやすくなります。

たんぱく質は、アミノ酸にまで分解されて、血液と一緒に体内に送り出され、筋肉や皮膚、内臓の材料となります。エネルギーとしても使われますが、使いきれなかった分は体脂肪になってしまいます。これらの働きをサポートするには**ビタミンB_6（魚に多い）が必要**ですが、これが不足すると、たんぱく質も、やはり脂肪に変わります。

これらのことから、糖質も脂質も控えたとしても、代わりに**たんぱく質ばかりとってしまったら、栄養バランスがくずれる**だけで、なかなか痩せられないことがおわかりいただけるでしょう。

それから、覚えておいていただきたい大事なことがもうひとつ。

すべての代謝には、ブドウ糖が必要であることを忘れないようにしましょう。ブドウ糖をもとにつくられたエネルギーを使って、炭水化物、脂質、たんぱく質などの代謝をはじめ、運動なども行っているのです。

私たちが口からとりいれた糖質が消化吸収される過程で「ブドウ糖」となります。極端な糖質制限はエネルギー不足となりますので、適量はとらないといけません。

手作りジュースの落とし穴

「朝の果物は金」といわれるように、朝食でフルーツをとることはとてもよいことです。生の果物をいただくのは、市販ジュースよりも食物繊維やビタミンCが多く、何よりも香りや食感が楽しめます。

しかし、果物のとりすぎにも注意しましょう。1日200g程度、あるいは80kcalぐらいが理想です。**果物の甘味は、肝臓で中性脂肪になりやすく、体脂肪になりやすい性質を持っています。**とりすぎると、血中の中性脂肪を増やして太りやすくなります。

80kcalの目安量は、バナナなら1本、リンゴなら半分、キウイフルーツなら2個などです。旬の果物をとることは、経済的にも栄養素的にもよいことです。

ただし果物といっても、ジュース、特に濃縮還元ジュースや果汁30％程度のジュースなどは、意外にカロリーが高いものが多いので、気を付けてください。

また、手作りジュースも、満足できる量をつくるためには、たくさんの果物が必要なので、カロリーのとりすぎにつながります。

ダイエット向け食品との付き合い方

ダイエット向けの食品に興味のある方は多いですよね。シュガーレスやノンカロリーといった言葉は、あちこちに氾濫しています。

ここで、食品の表示を正しく理解しましょう。時々自分なりに解釈している方もいるようですので、ここであらためて、83、84ページの表で確認してみましょう。

このほかに、**塩分の表示**についても知っておきましょう。私たちは、知らない間に塩分を過剰にとっていることがあります。「ナトリウム」と書いてあったら塩分が入って

強調表示の例とその意味

強調表示の例	**「源」「供給」「含有」「入り」「使用」「添加」など**
意味	ある栄養成分を、**決められた値以上**含んでいる
商品の例	「カルシウム入り」と書かれたビスケットの場合、100gあたりカルシウムを105mg以上含んでいます
強調表示の例	**「〜より強化」**
意味	増やした栄養成分の量（従来品との差）が、**決められた値以上**
商品の例	「従来品よりビタミンEを強化」と書かれたドレッシングの場合、増やしたビタミンEの量（従来品との差）が、100mlにつき0.6mg以上
強調表示の例	**「高」「多」「豊富」「リッチ」「たっぷり」など**
意味	ある栄養成分を、**決められた値以上**含んでいる
商品の例	「カルシウムたっぷり」と書かれたビスケットの場合、100gあたりカルシウムを210mg以上含んでいます
強調表示の例	**「無」「ゼロ（0）」「ノン」「レス」「フリー」など**
意味	熱量（エネルギー）や糖類、ナトリウムなどの量が、**決められた値未満**で、ほとんど含んでいないと言える
商品の例	「カロリーゼロ」と書かれた清涼飲料水の場合、100mlあたりの熱量（エネルギー）は5kcal未満です
強調表示の例	**「低」「ひかえめ」「少」「ライト」「ダイエット」「オフ」など**
意味	熱量（エネルギー）や糖類、ナトリウムなどの量が、**決められた値以下**である
商品の例	「カロリーオフ」と書かれた清涼飲料水の場合、100mlあたりの熱量（エネルギー）は20kcal以下です
強調表示の例	**「〜より低減」**
意味	減らした熱量（エネルギー）や糖類、ナトリウムなどの量（従来品との差）が、**決められた値以上**
商品の例	「従来品より脂質を低減」と書かれたドレッシングの場合、減らした脂質の量（従来品との差）は、100mlにつき1.5g以上です

農林水産省のHPより

決められた値とは?

「源」「供給」「含有」「入り」「使用」「添加」「〜より強化」という強調表示の基準

栄養成分	食品100gあたり	飲料や液状の食品100mlあたり	100kcalあたり
たんぱく質	7.5g	3.8g	3.8g
食物繊維	3g	1.5g	1.5g
亜鉛（Zn）	1.05mg	0.53mg	0.35mg
カルシウム(Ca)	105mg	53mg	35mg
鉄（Fe）	1.13mg	0.56mg	0.38mg
銅（Cu）	0.09mg	0.05mg	0.03mg
マグネシウム(Mg)	38mg	19mg	13mg
ナイアシン	1.7mg	0.8mg	0.6mg
パントテン酸	0.83mg	0.41mg	0.28mg
ビオチン	6.8μg	3.4μg	2.3μg
ビタミンA	68μg	34μg	23μg
ビタミンB_1	0.15mg	0.08mg	0.05mg
ビタミンB_2	0.17mg	0.08mg	0.06mg
ビタミンB_6	0.15mg	0.08mg	0.05mg
ビタミンB_{12}	0.30μg	0.15μg	0.10μg
ビタミンC	12mg	6mg	4mg
ビタミンD	0.75μg	0.38μg	0.25μg
ビタミンE	1.2mg	0.6mg	0.4mg
葉酸	30μg	15μg	10μg

農林水産省のHPより

いるということを自覚してください。食品表示の中にナトリウムと書いてあったら、この数字から塩分量を知ることができます。

塩分量方程式⇒ナトリウム(mg)×２・５４÷１０００＝食塩相当量(g)

この計算式で算出できます。

日ごろからよく食べている**食品の塩分量を知り、塩分の高いものの摂取量を控える**ようにしましょう。

薬局やコンビニなどで、「糖尿病が気になる方に」とか「高血圧が気になる方に」といったキャッチコピーで販売されている健康食品類がありますが、注意書きをよく読んでみてください。具体的な効果は、どこにも書いていないことがわかります。それどころか、「主食、主菜、副菜をとりそろえてバランスのとれた食事をしましょう」などと書いてあります。

ダイエット食品のキャッチコピーを見ると、自分の都合のいいようなイメージで受け取ってしまいがちですが、実際にはそれを食べただけでは期待どおりにいかないということです。食品の表示を見て冷静に判断できる知識を身につけましょう。

サプリメントでは、正しく栄養がとれない!?

最後に、サプリメントについてお話しします。

サプリメントは、薬局やコンビニで売っていますが、薬ではなく「食品」に分類されていることを知っている方は少ないようです。

サプリメントは食品なのです。

サプリメントに含まれる栄養素は、本来ならば食事からとるべき栄養素です。しかし、サプリメントと食事では、その効果はまったく違うといっていいでしょう。きちんと食事をして、食材から栄養素をとろうと思えば、〝多面的な栄養素の吸収〟ができるのですが、サプリメントで栄養をとるというのは、特定の栄養素のみに限定されてしまうのです。しかも簡単にとることができますので、1日の適量を超えてしまうこともあり、**栄養素によっては過剰症を起こします。**

たとえば、ある患者さんの栄養指導をしたときのことです。鉄欠乏性貧血の方でしたが、医師から貧血改善の薬を処方されていてその薬を飲みながら、ビタミンAや鉄のサプリメントをとりつつ、さらに毎日レバーをたくさん食べていました。明らかに鉄分やビタミンAの過剰摂取のようでした。逆にほかの栄養素が足りなく栄養バランスがあまりよくありませんでした。

そして、「頑張っているのに体調が悪い」「頭が痛い」と話していました。この方には、レバーやサプリメントの摂取を控えるようにすすめました。

体に必要な栄養素は50とも60ともいわれています。主食、主菜、副菜をとりそろえる食事にすると、それらは自然に摂取でき、そして、栄養素はお互いに協力しながら働くのです。

また特に、ビタミンAなどの脂溶性ビタミン、ほかにビタミンD、ビタミンEは、体内に蓄積されやすく、**適量を超えると健康障害が生じるため、それだけを単独にとるのは注意が必要**ということも、あらためてよく理解してください。

第4章 時間帯別・理想の食べ方

まず、適正な食事量、栄養バランス、理想の食べる時間、正しい食べ方を知る

自分自身の「よくない食べ方」の傾向をちゃんと知らなければ、改善はできません。まずは、「私はよくない食べ方をしているんだ」ということに気付くことです。

一般的には、自覚がないまま「よくない食べ方」が習慣化しているものです。すると、いつのまにか体に悪い影響を及ぼしていた、なんてことになりかねません。気付いたときには、大変なことになっていた……というのは避けたいものです。

たとえば、一度ぐらいなら、いつもより食べすぎたり飲みすぎたりしても、すぐに太ってしまうわけではありません。

一番の問題は、食べすぎや飲みすぎが習慣化することです。それによって、余分なエネルギーが、体の中に長い時間をかけて体脂肪として少しずつ溜め込まれていくことなのです。その長いみちのりの果てに、内臓脂肪が許容量を超え、生活習慣病の発症へとつながっていくわけです。

肥満が原因の代表的な生活習慣病は、心臓病、脳卒中、糖尿病、高血圧などです。発

症する前に血液検査をしてみると、空腹時血糖、血圧、LDL‐コレステロール、HDL‐コレステロール、中性脂肪に異常値がみとめられます。「異常値が出てしまった！」という段階になる前に、よくない食べ方を自覚し、適正な食事量、栄養バランス、理想の食べる時間、正しい食べ方を学び、肥満を改善して生活習慣病を阻止しましょう。

「よくない食べ方」1分間チェック！

あなたは、次に挙げる「よくない食べ方」をしていませんか？

◇ごはん

・ごはんが大好きで、つい食べすぎてしまう。
・お腹がいっぱいになっても最後にごはんを食べないと気がすまない。
・ラーメンとごはん、パスタとパンなど、炭水化物同士の組み合わせにしてしまう。
・ごはんを食べるときに、漬物、つくだ煮、ふりかけ、塩辛、明太子など、味の濃いおかずが欠かせない。結果、ごはんをおかわりしてしまう。
・食事で、炭水化物をよく抜く。

◇お菓子

・お菓子が大好きで、食べはじめるとやめられない。
・ほんのちょっとのつもりで、結果的に、一日中だらだら食べている。
・お菓子を食べたいから食事を少なめにしている。
・職場の付き合いで、お菓子を食べたくなくても食べている。
・お菓子が目につくところにあるため、ついつい食べてしまう。

◇果物

・果物が大好きで、朝食、昼食、夕食、3食合わせて1日の適量以上を食べている。
　また、その自覚がない。
・果物を食事代わりにしている。
・手作りのフルーツジュースを飲んでいる。はちみつなどを加えることも多い。

◇お酒、ドリンク

・三度の食事よりもお酒が大好きで飲みすぎる。飲みはじめると歯止めがきかない。
・おつまみを食べすぎる。

・二日酔いのせいで、翌日の朝食が食べられなくなり、欠食することがよくある。
・清涼飲料水やスポーツドリンクを水の代わりに飲むことが多く、糖分のとりすぎにつながっている。

◇その他の食事

・早食いで、あまり噛まずに飲み込んでしまい、短時間でたくさん食べてしまう。
・菓子パンや惣菜パンが好きで、それだけで1食にすることが多い。
・肉や脂っこい料理が大好きで食べすぎる。
・こってりした味が好き。
・主食を抜いて揚げ物などで満腹感を味わいがち。
・肉の脂身が大好きでよく食べる。
・マヨネーズ、生クリーム、チーズを使った料理が大好き。
・お腹がいっぱいじゃない、という理由で、つい食べてしまう。
・あまり、空腹感を覚えることがない。
・野菜をほとんど食べない。

・野菜料理は味気ないと感じる。
・何を食べていいかわからない。
・栄養バランスを考えたことがない。
・カレーライス、牛丼、かき揚げ丼、など単品料理が多い。
・お昼は麺類のみにしている。
・食事時間があまりないので、食事をファーストフードですませることが多い。

以上のうち、どれかひとつでも思い当たる方は、食べ方を**根本的に直していかなければなりません。**

では、根本的な直し方について順を追って説明していきたいと思います。

まずは、標準体重を知り、1食で摂取できるカロリー数を決める

最初に、「標準体重」を知りましょう。以下の数式で求められます。

身長（m）×身長（m）×22＝標準体重（kg）

この22というのは、ＢＭＩ（肥満度指数）の標準体重にあたるもので、健康に過ごすのに望ましい値といわれています。

次に、「身体活動量」が、軽い労作、普通の労作、重い労作のどれにあたるかを選びます。

軽い労作　デスクワークが主な人・主婦など：25～30㎉／kg（標準体重1kgあたり）

普通の労作　立ち仕事が多い職業：30～35㎉／kg（標準体重1kgあたり）

重い労作　力仕事が多い職業：35～㎉／kg（標準体重1kgあたり）

94ページの数式で求められた「標準体重」と、この「身体活動量」を掛け合わせます。

標準体重(kg)×身体活動量(㎉／kg)＝1日の摂取エネルギー㎉(成人期)

となりますので、たとえば、身長165cmで普通の労作の場合、身体活動量30kcal／kgとすると、

1・65(m)×1・65(m)×22＝約60kg(標準体重)

約60(kg)×30(kcal／kg)＝1800kcal

おおまかですが、普通の生活を送っている方は、25kcal（軽い労作／あまり動かない人）か、30kcal（普通の労作／体を動かす人）の、どちらかをあてはめてみるといいでしょう。

この計算式で出てくる〝1日の摂取エネルギー〟は、あくまでも目安で、やや少なめになっています。というのも、少しだけエネルギー不足状態にすることで体脂肪を燃焼しやすくして、減量しやすくするという目的があるからです。

1日の摂取エネルギーがわかったら、次は、1食あたりのエネルギーを求めます。

たとえば、1日1800kcalの方は、朝食、昼食、夕食の3食分で割ります。すると1食あたり600kcalとなりますね。

1800kcal÷3＝600kcal

ここから、分食する場合のエネルギーを計算しましょう。

まず〝プレ夕食〟は、1食あたりのエネルギー量の約50％ぐらいにします。

すなわち、1食600kcalなら300kcalぐらいです。

600kcal×50％＝300kcal

では、次に〝夕食〟でとるエネルギー量を出します。

【1食あたりのエネルギー量】－【プレ夕食のエネルギー量】で計算すればいいわけ

です。

600kcal－300kcal＝300kcal

もし、15時におやつを食べていたら、その分のカロリーを引くのがベターです。おやつを100kcal分、食べていたら、

600kcal－100kcal＝500kcal

となり、プレ夕食、夕食でとれるカロリーは、各々《おのおの》250kcalとなります。

以上のエネルギー計算は把握できましたか？

この計算で求めた摂取カロリーを守れば、体重を標準体重に近づけていくことができるでしょう。

現体重と標準体重の差が大きい方は、まずは、**1か月で現在の体重の5％ぐらいの減**

量を目標にしましょう。スピーディーに減量してしまうと、リバウンドしやすくなります。リバウンド防止対策として、結果を早く求めすぎずに、月に1kgぐらいのペースでゆっくり行うことを心がけましょう。

時間帯別の食事のとり方

それでは、いよいよ、時間帯別の具体的な食事方法を説明しましょう。これまで説明してきたことと一部重なりますが、ここでしっかり整理しておきます。

1　起床から朝食までの時間帯

朝、起床したら、**まず太陽の光を浴びましょう。**これによって、脳内の体内時計をリセットします。

次に、起床後2時間以内に朝食を食べます。朝食は、ごはんやパン、シリアルなどの炭水化物と、肉、魚、納豆、卵などのたんぱく質を中心にとりましょう。

内臓の時計遺伝子を動かすためには、たんぱく質が必要です。朝食でたんぱく質をとることにより、その刺激が小腸に伝わり、小腸内の時計遺伝子が動きはじめ、その動きが肝臓をはじめ、ほかの内臓にも伝わっていき、栄養素の分解、吸収などの代謝活動が始まります。

たんぱく質が少ない朝食——たとえば、パンとコーヒー、果物のみ、といった献立だと、時計遺伝子がリセットされにくく、内臓の機能が低下したままになってしまいます。脳のエネルギーは、ごはんなどの炭水化物が分解されてできるブドウ糖を主に利用しています。また、内臓で栄養素の分解や吸収をするために使われるエネルギーも、ブドウ糖がもとになっています。すなわち、1日の活動エネルギーを補給するという意味で、**朝食で炭水化物を十分にとることは、とても重要**なのです。炭水化物抜きダイエットなんて、もってのほかです。

また、いくら朝日を浴びて脳の体内時計がリセットされても、**朝食をとらなければ、体が飢餓状態にあると脳が判断**し、昼食時に体内に脂肪を溜め込む働きが活発になり、太りやすくなります。多少食べすぎても太りにくいのがこの時間帯ですので、朝食はしっかりとりましょう。

もうひとつ忘れてはいけないのは**水分補給**。朝、起きたときにお水を飲みましょう。お水の刺激で腸のぜん動運動が活発になり、肥満の原因にもなる便秘を予防できます。

夜遅い食事習慣のある方は、夕食時間を30分でも早めにとるように心がけて、翌朝は、小腹が空いて目覚めるような生活に改善していきましょう。少しでも早い時間に起きて**朝食を食べるようにすることで、エネルギーを消費することができて、内臓脂肪も減らしやすくなっていきます。**時計遺伝子の刻む生体リズムを利用して、減量を効率的に進めていきましょう。

2　朝食から昼食

朝食から昼食までの間が6時間以上空く場合、朝食を食べて3時間ぐらいすると小腹が空いてきます。そういうときは、カフェオレなどの水分で空腹をしのぎましょう。飴やチョコレートをひとかけらぐらいでもOKです。

そして昼食も、できればしっかり食べましょう。**ダイエットだからといって炭水化物を抜かないこと。エネルギーを燃やす体づくりのため**にもたっぷり食べることをおすすめします。特に夕食が起床後14時間をすぎる時間になるとわかっている場合などは、しっかりとりましょう。昼食を十分とることで、午後の時間帯に間食をしなくてもすみ、結果的に余分なカロリーをとらなくてすみます。

食事内容は一汁三菜スタイルが理想的。朝食での主菜とだぶらないように選択したいところです。主菜には野菜が含まれているものを選ぶようにしましょう。

朝食と同じく注意したいことは、おにぎりだけ、菓子パンだけ、おそばだけ……などの食べ方は避けるということです。これで「カロリーは抑えられるから」という考え方をする人がいますが、**単品では栄養のバランスが偏ってしまい、代謝がうまくいかないため、逆に太りやすくなります。**

3　昼食から3時間後の間食

もし、おやつを食べたい場合は、小腹が空いているときにしましょう。昼食から3時間後（12時に昼食をとった人は15時ぐらい）に制限時間を5分と決めて、多くても、できれば200kcalに抑えたいところです。

週1回程度なら、500kcalのケーキもOKですが、毎日となるとおすすめはできません。

午後の時間帯は、就寝までしばらく時間がありますので、「活動代謝」で消費できるぐらいが食べてもよい目安のカロリーになります。

その日の夕食が、起床後14時間をすぎるとわかっている場合で、昼食後6時間以内に分食する予定なら、15時のおやつから3時間後、再び小腹が空いているときに分食をしましょう。

4 間食から夕食

夕食は、起床後**14時間以内に食べるのが理想的**です。

起床後14時間以降は、「脂肪を細胞にとり込む時計遺伝子の働きが最高潮に達する時間帯」といわれています。夕食が遅くなればなるほど、脂肪を溜め込む時間帯と重なり、食べる分だけ脂肪になりやすくなるのです。

また、夜は副交感神経が活発になるため、夕食は脂肪になりやすい傾向にあります。

夕食は、低脂肪、低糖質、高たんぱく質を基本としましょう。

エネルギー不足、栄養不足にならないように、高たんぱく質食品を選び、野菜、海藻、キノコ類などのビタミン類、ミネラル類を補給しましょう。

以上のように、朝食、昼食では、日中の活動に必要なカロリーを補給し、夕食では、睡眠時に体をケアするために必要なたんぱく質を主に補給するわけです。

また、高血圧などをひき起こす塩分についても触れておきましょう。

塩分調節にかかわるホルモンであるアルドステロンの分泌は、朝に多く、夜に少ないのです。すなわち、ナトリウムは、朝より夜のほうが尿として排泄される量が多くなります。朝食や昼食は低塩を心がけて、夕食は制限を多少ゆるめて、食事を楽しむのもよいでしょう。

主菜には、朝食や昼食で食べていない食材を入れましょう。主菜はできれば1種類。よくない例としては、「焼き魚と卵焼き」とか「お刺身と肉野菜炒め」など、たんぱく源をいくつも合わせる献立です。これは避けたいものです。

15時ごろに間食をしている場合は、主食はいつもより少なめにして、油を控えた主菜、副菜にしましょう。

調理に使う油の適正量は、1日大さじ1杯程度ですので、1食あたりに換算すると、小さじ1杯程度が理想です。

油の種類にもこだわりましょう。**オリーブオイルがベター**です。オリーブオイルは、植物性の油であり、血中のコレステロールを減らす不飽和脂肪酸が多く含まれています。

といっても、注意したいのは、1日の適量をとることです。とりすぎるとかえって太りやすくなります。

5　夕食から就寝

夕食後から就寝までは3時間ぐらいあけ、この間は何も口にしないのが理想です。

どうしても口さみしいときは、お茶を飲みましょう。できればお菓子や果物は控えたいものです。食べただけ脂肪になります。

それでもどうしても我慢できない場合は、こんにゃくが主体となったゼリーなど、カロリーの低いものにしましょう。

また、夕食後に習い事をする、お風呂に入る、エステに行くなど、食欲から気をそらす試みもしてみましょう。

理想の食事内容

次に、食事内容について、もっと具体的に見ていきましょう。

食事は、**主食、主菜、副菜の構成にする**ことで、簡単にバランスのよい食事になります。

主食にあたるのが炭水化物。

炭水化物が多く含まれる食材は、具体的には、ごはん、パン、麺などの穀類でできたものを指しますね。**1食あたりのエネルギー量の半分ぐらいを、主食のエネルギー量にあてる**のがよいでしょう。

ごはんやパンが好きな方は、適量を超える場合が多いので、適量に抑えることを心がけましょう。ふりかけ、漬物など、ごはんがすすむようなものを控えるのが大切。

ごはんを食べる場合に、こんにゃく米や、こんにゃく、キノコ類、たけのこなどを加えて、かさましをすれば、量を食べてもカロリーを抑えることが可能です。

また、さらに玄米、麦、雑穀などを加えることで、食物繊維、ビタミン類、ミネラル類が補給できるので一石二鳥です。

パンの場合は、白いパンではなくてライ麦パン、雑穀入りパンがおすすめです。菓子パン、調理パン、クロワッサン、バターロールなどは、脂肪や糖質が多く含まれており、カロリーばかり高くてダイエットに必要な栄養素が少ないという理由から、毎日の主食としてはおすすめできません。

主菜で多種類のたんぱく質源の食材をとる

次に主菜について考えましょう。

主菜では、**たんぱく質が多く含まれる食材をとりたい**ところ。具体的には、**魚、肉、卵、大豆・大豆製品**などがあります。

1食につき、これらを使った料理を1品程度にしましょう。1食の献立に、肉も魚も豆腐もあったりすると、適量をオーバーしてしまいます。

たんぱく質はアミノ酸からできています。体の組織を構成するのがアミノ酸ですが、アミノ酸の中には、体でつくることができないものもあります。魚、肉、卵、大豆・大豆製品から摂取するしかないアミノ酸を、特に「必須アミノ酸」と呼び、全部で9種類あります（メチオニン、トリプトファン、ロイシン、フェニルアラニン、リジン、イソロイシン、バリン、スレオニン、ヒスチジンの9種類です）。それらが不足すると、体の組織づくりがうまくいかなかったりします。

おおよその目安量ですが、1日の中でとったほうがよいと思われるのが、肉80g、魚80g（1切れ程度）、豆腐3分の1丁、卵1個程度です。

ただし、このときに、肉ばかり、魚ばかり、大豆・大豆製品ばかりにならないように心がけます。**朝食、昼食、夕食の中で、肉、魚、大豆・大豆製品、卵をうまく分散させてとりましょう。**

多種類のたんぱく質源の食品をとるのがいい理由は、ほかにもあります。その食材が持っている、たんぱく質以外の栄養成分も同時にとることができるからです。

たとえば、大豆・大豆製品なら、大豆イソフラボン、大豆レシチン。魚ならエイコサペンタエン酸、ドコサヘキサエン酸などのn-3系脂肪酸などです。

大豆イソフラボンは、コレステロール値を改善する作用や、女性ホルモンのエストロゲンと似た働きがあり、骨粗しょう症の予防などに効果があります。

大豆レシチンは、コレステロールや中性脂肪を溶けやすくしたりする乳化作用があり、脂肪肝や肝臓病の予防に効果があるといわれています。

青魚に多く含まれるエイコサペンタエン酸、ドコサヘキサエン酸は、中性脂肪やLDL-コレステロールを下げる働きがあります。

肉と少しの大豆製品の組み合わせは、例外ながらOKです。というのは、次のようなデータがあるからです。

食事からとったコレステロールは、胆汁酸の作用で体内に吸収されますが、そのときに大豆製品由来の大豆たんぱく質が含まれていると、腸の中で、肉のコレステロールより先に大豆たんぱく質が胆汁酸と合体します。すると、コレステロールは吸収を妨げられたために、体外に排出されるそうです。

また、合体した大豆たんぱく質と胆汁酸は、その後、切り離され、胆汁酸もまた体外へ排出されます。この胆汁酸は、もともと体内のコレステロールからつくられているので、大豆たんぱく質は、二重にコレステロールを減らす効果を持っているというわけです。

ひき肉を使ったお料理をする場合、大豆製品を少し入れることでカロリーを抑えたり、コレステロール値の改善が期待できたり、イソフラボン、レシチンなどのほかの栄養素も摂取できて、一石三鳥ぐらいの効果が期待できます。

副菜のとり方

副菜として考えたいのは、野菜、キノコ類、海藻、イモ類です。

これらは、体の調子を整えるビタミン類、ミネラル類が豊富に入った食材です。**毎食1～2品はとる**ようにしましょう。

野菜、キノコ類、海藻は、低カロリーで、しかも食物繊維がたっぷり含まれていますので、毎食とることで、**コレステロールや中性脂肪を減らす効果**が期待できるようになります。また、糖質、脂質、たんぱく質の代謝を助けるビタミン類も同時に摂取できます。

ビタミンB_1は糖質、ビタミンB_2は脂質、ビタミンB_6はたんぱく質の代謝を促進します。ほかに老化を早めるといわれる「活性酸素」を減らす効果がある抗酸化物質・ファイトケミカルや、抗酸化ビタミンをとることもできます。

ファイトケミカルは、野菜の香り、辛み、苦み、色素に含まれています。抗酸化ビタミンは、ビタミンＡ、ビタミンＣ、ビタミンＥです。

また、**副菜を食事のはじめにたっぷりとる**ことで、主食、主菜の食べすぎ防止にもなります。副菜は、毎食１品以上食べるようにしましょう。

野菜の１日の目標摂取量は３５０ｇ以上です。

そのうち１２０ｇは、ホウレンソウ、人参などの緑黄色野菜でとるようにしましょう。

ファイトケミカルは、成分によって働きが異なるため、組み合わせてとることで相乗効果があります。したがって、**野菜は１種類だけたくさん食べるよりも、少しずついろいろな野菜を組み合わせて食べるほうが効果的**ということです。

副々菜のとり方

もう1品として、果物、牛乳・乳製品などをとりいれて、主食、主菜、副菜で不足した栄養素を補給しましょう。

特に**カルシウムや鉄は、意識してとらないと不足しがち**です。ヒジキ、高野豆腐、切干大根などの乾物や、牛乳・乳製品を、1日のどこかでとるようにしましょう。

乳製品のカルシウムは、体内でもっとも吸収されやすくなっています。鉄は、レバー、のりやヒジキなどの海藻、しじみやあさりなどの貝類に豊富に含まれています。汁物などに入れてもよいでしょう。

汁物は、具だくさんにすれば、素材の味も引き出され、薄味でもおいしく食べることができます。汁物のとりすぎは塩分のとりすぎにつながりますので、1日1回程度にしましょう。

また、ビタミンCは体内で合成されないため、食べ物からとる必要があります。一度にたくさんとっても体内に蓄積されないで体外に出てしまうので、毎食とるようにしましょう。**ビタミンCが多い果物**（レモン、キウイフルーツ、イチゴ、オレンジなど）を、どこかにとりいれると、栄養バランスはパーフェクトになります。

効果的な栄養素の組み合わせ

ビタミン類やミネラル類は、体の中のいろいろな機能が正常に働くうえで必要な栄養素です。一緒にとることで効果を発揮します。

・赤血球が体でつくられるとき、葉酸が必要です。この葉酸を活性化するには、ビタミンB12が必要です。
・ヘモグロビンをつくるには、鉄とビタミンB12が不可欠です。
・鉄の吸収にはビタミンCが必要です。
・鉄が移動するときには銅が必要です。
……など、お互いに協力しながら体内で働きあうのです。
このほかにも、挙げておきましょう。
・カルシウムが腸から吸収されるときにビタミンDが必要です。

・ナトリウムはほかのミネラル類が血液中に溶けるのを助けます。
・ビタミンB_6が働くときに必要なのがビタミンB_2です。
・必須アミノ酸のひとつであるトリプトファンからナイアシンが合成されるときには、ビタミンB_6が必要となります。
・お酒を飲むときに消費量が増えるのは、ナイアシン、ビタミンB_1、ビタミンB_2です。
・肝臓、腎臓に障害が起きると働きが悪くなるのは、ビタミンDです。肝臓や腎臓では、ビタミンDを活性化して体内で働きやすくしています。
・ミネラル類の中には、摂取の比率を守ったほうが有益なものもあります。
・リンとカルシウムは、3対10〜7対10、マグネシウムとカルシウムは1対2〜1対3が理想です。このバランスがくずれると、カルシウムの吸収が妨げられたり、筋肉の収縮がうまくいかなくなったりします。
スナック菓子などをとるとリンの過剰摂取になり、バランスがくずれやすくなります。

料理をつくるときの組み合わせ例

以上のような効果的な組み合わせを知ると、料理をつくるときの組み合わせを考えやすくなります。

たとえば、

・青魚を食べるときに、食物繊維が豊富な野菜を一緒にとることで、中性脂肪やコレステロールを下げる効果が期待できます。

・塩分の多い漬物や干物を食べたときは、カリウムの豊富な食材であるバナナ、ジャガイモ、キウイフルーツ、トマトジュース、牛乳などを一緒にとることで塩分を体外へ運び出すため、〝減塩〟できます。

・糖質と食物繊維を一緒にとると、食物繊維が糖質の吸収をゆるやかにするため、脂肪を体内に溜め込むのを防いでくれます。たとえば、ごはんを食べるときには、納豆、こんにゃく、キノコ類、海藻のおかずを一緒にとるなどするとよいでしょう。

・カルシウムとたんぱく質も、吸収がよくなる組み合わせです。カルシウムが豊富な小松菜やチンゲンサイを、牛乳でクリーム煮にしたりするのもよいでしょう。

・クエン酸とミネラル類は、クエン酸がミネラル類を体内で吸収しやすい形にしますので、お料理で酢を加えたり、レモンをしぼったりすると、簡単にとることができます。

・〝鉄と乳製品〟〝鉄とたんぱく質〟もおすすめ。鉄分の吸収をアップさせます。レバーとチーズを使った料理、プルーン入りヨーグルト、ヒジキ入りの卵焼きなどの組み合わせでとることができます。

・糖質とビタミンB_1の組み合わせも大切。糖質の分解を促進してくれます。ごはん、パン、パスタを食べるときには、ビタミンB_1が豊富な豚肉、うなぎ、そらまめなどを組み合わせると、効果が発揮されます。たまねぎ、ニンニク、ねぎなどに含まれるアリシンも加えれば、さらに効果がアップされます。

・抗酸化ビタミンであるビタミンAとビタミンCとビタミンEは、一緒にとることでパワーアップします。

・ビタミンDは実は2種類あります。植物由来がD_2、動物由来がD_3です。D_2は、腎臓や肝臓で活性化されて体内でD_3になります。

・鉄も同じように2種類あります。植物由来のほうは吸収されにくいため、クエン酸などの酸性のものがあると吸収されやすくなります。

……以上、羅列しましたが、食材を選ぶときに効果的な組み合わせを考えると、より効率的な吸収ができるというわけです。

バランスのとれた食事はダイエットにも有効

ここで注意したいのは、**エネルギーの帳尻を合わせることばかりが、ダイエットにいいわけではない**ということ。これまでの説明で、よくわかっていただけたと思います。

たんぱく質、脂質、ビタミン類、ミネラル類、食物繊維などといった、体の組織をつくったり、体の調子を整えたりする栄養素を、過不足なくとれるように考えられた献立が、理想的な食事（栄養バランスのとれた食事）です。

栄養バランスのとれた食事は、カロリーの代謝を促します。

まず第一に、健康であることが、ダイエットの基本であることを忘れないようにしましょう。逆にいえば、**「健康に」ダイエットしなければ、ダイエットは正しく成功しない**、ということです。

献立の組み合わせが間違っていると栄養バランスがくずれがちになります。

では、間違った組み合わせにはどういうものがあるでしょうか。それについても説明しておきましょう。

たとえば、同じ材料のものが主菜、副菜、汁物に入っていたらNGです。

主菜が麻婆豆腐、副菜が冷奴、汁物が豆腐の味噌汁、そして副々菜として納豆、というのは、NG。

また、間違った組み合わせとして「スパゲッティとガーリックトースト」など主食が重なりあっているものもダメです。

ほかにも、「お刺身と天ぷら」で主菜が重なっていて副菜がないものや、「ピラフとチキンソテー」など調理法が同じものなども、NGの組み合わせです。

主食、主菜はそれぞれ1品とし、**食材を異なるものにして調理法を変える**、などして献立構成を考えると、ダイエットに有効で健康的な食事になります。

体の中では、多種類の栄養素が、お互いに作用しあって効率よく働いています。

多種類の栄養素をバランスよく摂取するには、**一汁三菜スタイル**にして食品を組み合わせて食べるのが一番簡単な方法です。食品成分表を見ると、ひとつの食品にいろいろな栄養素が含まれていることがわかります。食べる種類が増えれば、それだけ摂取できる栄養素がバラエティに富みます。

最近、「糖質制限食」が流行っていますが、ここにも危険があります。炭水化物の制限を極端にしてしまうと、糖尿病の症例においては血糖値が一見下降して病態が改善したように見えても、大動脈をはじめ、全身の臓器にある血管系に、何らかの臨床的な悪影響をおよぼす可能性が生じるというのも、わかってきました。

ですので、摂取カロリーの50〜70％未満を炭水化物にして、たんぱく質の推奨量は、成人男性60ｇ、成人女性50ｇです。たんぱく質の耐容上限量は、２０１０年日本人の食事摂取基準では設定されていませんが、代謝異常の誘発の観点から、年齢にかかわらず、成人において1日に現体重1kgあたり2ｇ未満が望ましいとされています。1日のなかで十分なたんぱく質源をとり、さらにプロテインを常用したりすると、過剰摂取につながります。そして、脂質は、18～29歳は20～30％未満、30歳以上は20～25％未満とするのが、健康にすごせる割合です。

第5章 料理別・夕食の食べ方

料理別・食べ方のテクニック

残業やお付き合いなどで、どうしても「起床後14時間」を超えた時間に食事をしなければならないことがあります。また、飲み会や、お友達との食事会、あるいはフォーマルな宴席などでは、自分でお店や料理を選べないことも多々あります。そういう場合、どうやってカロリーを調整すればよいでしょう?

ここでは料理別に、料理の特徴やダイエットに効果的な食べ方のテクニックを見ていきましょう。

フランス料理

フランス料理は、ワイン、香辛料、ソースなどで、濃厚な味を抽出するのが特徴といえます。

炭水化物、脂質、たんぱく質、ビタミン類、ミネラル類がまんべんなく摂取できて滋養になりますが、少量でエネルギーが高い食材も含まれますので、摂取量を調整したほうがよい料理が、いくつかあります。

たとえば、動物性の脂肪を多く含むバター、生クリーム、チーズなどを使った濃厚なソースやポタージュなどのスープ。また、パン、ライス、イモ類など糖質の高いもの。あるいは、パイ、クラッカー、ケーキなど、脂肪と糖質の両方が高いものなどです。

お皿についたこってりソースをパンですくって食べるのは、ダイエットを考えている人にはＮＧです。また、パンにバターをぬって食べるのも、あるまじき行為です。

主菜も、肉か魚を選べるなら、どちらかにするか、あるいは両方食べたいなら量を半分にしてもらいましょう。残すのがもったいないなら、あらかじめ全体の量を少なくしてもらいましょう。

お店によっては、前菜、メイン、デザートを、それぞれ選べる「プリフィクスメニュー」を用意しているところもあります。食事量を控えたい場合、利用するのもよいでしょう。

料理は文化のひとつに数えられるように、味を楽しむことに加えて、お皿の上の美しい盛り付けを見て感動したり、お皿の絵を見て心に浮かぶ風景や感情を楽しんだりすることもできます。食べることだけに集中するのでなく、心豊かに食べることも大切です。

食事をすると、体が温かくなっていくのがわかりますね。それは、食事をすることで体温が上がっているからですが、これはつまり、エネルギー代謝が行われている証拠です。**エネルギー代謝を活発にするために、積極的に料理を楽しんで、交感神経を刺激しましょう。**エネルギー消費がすすみます。

イタリア料理

「地中海式ダイエット」と呼ばれる食事スタイルがあります。これは、調理用の油はオリーブオイルを使用して、料理の味付けは、塩、こしょう、スパイスでシンプルに。素材の味を楽しみながら、パスタ、イモ類、豆類、野菜類は毎日摂取し、肉より魚を多めにとる、というもの。

イタリア料理は、まさに地中海式ダイエットに重なります。しかし、**健康によいといわれている食材も、食べすぎたら、結局、体にはよくありません。**

イタリア料理は、オリーブオイル、魚、肉、豆類に加え、トマト、オリーブ、ルッコラなどの野菜、果物も使っているため、いろいろな栄養素が効率よくとれます。**オリーブオイルは、とても体によい油**です。脂肪酸の比率が母乳に近く、活性酸素を取り除く作用をもつポリフェノールも含まれていますので、おすすめです。ただし100gで900kcalと、かなり高カロリーですので、とりすぎは禁物。

また、**主食のパンとパスタを同時に食べることは控えましょう。**両方出された場合、できればパンは残すようにしましょう。

ティラミスなどの、バター、生クリーム、粉チーズなどを使った脂肪や糖分の多いスイーツも控えましょう。

パスタの食べ方として、ダイエット向けに提案したい工夫があります。フォークに巻いて口の中に放り込まず、フォークとナイフで細かく切ってから食べてみるのです。とても時間がかかるので、全部食べなくても満腹感が得られるようになるでしょう。少量を少しずつ口に運ぶことがポイントです。

パスタのソースは、クリーム系はカロリーが高めですので注意しましょう。スープもクリームスープよりもコンソメスープを選びましょう。

中華料理

中華料理は、回転テーブルの大皿から自分で取り分けるスタイルですので、食べる量を調整しやすいです。また数種類のお料理を何人かでシェアして食べるので、いろいろな栄養素を効率よく吸収できます。

野菜やキノコ類をとりいれた料理を選べば、食物繊維、ビタミン類、ミネラル類の補給になります。

蒸し料理、煮込み料理を中心に食べるのがよいでしょう。できれば魚介類と野菜の組み合わせがベターです。

餃子や春巻きなどは、意外に使っている油が多いので、控えめに。

また、おかずと一緒にごはんを食べてしまうと、知らず知らずのうちに糖質のとりすぎになっていることがありますので、注意しましょう。

炒め物や揚げ物は、少量でもお腹がいっぱいになります。ゆっくりと味わって食べることで、さらに少ない量で満足感が得られます。

食べる順番は、**野菜から食べはじめて、次に肉や魚に移るように。**

肉の場合、脂身や鶏肉の皮は残しましょう。片栗粉などでとろみをつけた料理も多いので、スプーンではなく、お箸を使い、あんを食べないようにしましょう。

味付けが濃厚なため、塩分過多になりやすいので、スープは半量に、**ザーサイなど漬物類にあたるものは、全部残しましょう。**味が濃いと、どうしてもごはんが食べたくなりますから、塩辛いものは二重の意味でよくありません。

また焼きそばとチャーハンを一緒に食べるなど、2種類の主食を摂取することも控えましょう。糖質のとりすぎ、カロリーのとりすぎにつながります。

懐石料理

ヘルシーなお料理として海外でも人気があるのが和食です。和食は、こんぶ、かつお、キノコなどのうまみをとりいれた料理が基本で、エネルギーが控えめ。さらには、野菜、大豆製品、海藻、キノコ類などがとれる料理が多く、健康には最適な食事です。

懐石料理は、さまざまな旬の食材を使い、調理法もバラエティに富んでいて、一品一品が美しく、かつ少なめに盛り付けてありますが、その分知らずにカロリーオーバーになっている場合もありますので、気を付けたいものです。

お刺身、天ぷら、焼き魚や肉の煮物、茶わん蒸しなど、主菜のたんぱく質が豊富すぎたり、揚げ物が多かったりすることもありますので、カロリー調整のため、**最後に出てくるごはんは残しましょう。**お土産に持って帰るようにすれば、失礼もありません。すべて完食するとカロリーが高くなる可能性があります。

ゆっくり、よく噛んで、一口食べたら箸を置いたりするなど、時間をかけて食べるのがコツです。完食する前に満腹感が得られ、カロリーオーバーを防ぐことができます。

炊きこみごはんや丼物、雑炊などの主食系は、糖質のとりすぎになります。あらかじめ全体量を少なくしてもらってもよいでしょう。

また、**干物、漬物、つくだ煮などは、ちょっとずつでも、数種類食べると塩分のとりすぎにつながります**ので、食べないのがベターです。

和食をいただくときに日本酒をいただく方は、日本酒は1合190㎉とカロリーが非常に高いので、1日の適量を守る意味からも1合程度にしましょう。焼酎の水割のほうがカロリーも糖分も抑えられます。

お寿司

ヘルシーなイメージがありますが、意外と**ごはんの量が多いので要注意**です。握り寿司一貫で、ごはんはだいたい20〜30gあります。

1日の摂取カロリーの理想が1600kcalという方のごはんの量は、一食で150gほど。それ以上ですと、糖質のとりすぎになります。できれば**シャリは半分残しましょう。**ちらし寿司も、ごはんの量が多い場合があるので、量のコントロールが必要です。

握り寿司は、一口、二口で食べられますので、食べすぎになりがちです。ネタとごはんを別々に、ゆっくりと、よく噛んで食べるといいでしょう。

また、寿司飯には、砂糖、塩が多く含まれ、しかも醤油をつけて食べるので、必然的に糖分や塩分の摂取が多くなりがちです。お吸い物、味噌汁などは、塩分を控えるためにも、具のみ食べるようにしましょう。

栄養バランス的にいうと、お寿司にはたんぱく質、炭水化物、脂質は含まれますが、ビタミン類が少ないので、野菜の入った料理があればサイドオーダーにたのんでみたり、無理な場合は、翌日の朝食などで、野菜スープや野菜サラダをしっかりとりましょう。

いか、たこ、エビ、ひらめ、鯛、貝類などは、比較的、カロリーが低いネタです。

逆に高カロリーのネタは、いくら、あなご、うに、マヨネーズを使ったもの、のり巻き、トロ、まぐろ、いわし、卵などです。

お醤油のつけ方も気を付けたいもの。たっぷりつけるのは避け、ネタのほうにちょっとつけて食べるようにして塩分のとりすぎに注意しましょう。

居酒屋料理

おつまみは、野菜料理から食べはじめ、魚介料理、豆腐料理、海藻、キノコ類を中心にしましょう。

一人につき、主菜になる料理を1種類、副菜になる料理を2種類、主食になる料理を1種類の組み合わせにしましょう。みんなで食べるなら、それぞれ、その組み合わせでオーダーして、いろいろな種類をちょっとずつ食べられますね。

揚げ物、フライなど、油を使った肉料理は控えめにして、和食の煮物、お浸し、あえ物、酢の物、焼き物、蒸し物、生ものなど、カロリーが低めの料理を選びましょう。揚げ物一品、煮物一品、サラダ一品というふうに、調理方法が重ならないようにメニューを選ぶといいでしょう。

ジャガイモ、ゴボウ、レンコン、栗などは、意外と糖質が高いので注意です。どっちにするか悩んだときは、洋食系より和食系のおかずを選ぶようにするといいですね。

サラダの選び方のポイントは、純粋に野菜を数種類使っていること、量がたくさんあることです。ドレッシングやマヨネーズがたっぷりかかっていることがありますので、別皿にしてもらうか、量を少なめにしてもらうようにお願いしましょう。

冬場、鍋料理をいただく場合は、しゃぶしゃぶ、水炊きなどがいいでしょう。鍋物は、肉、魚、豆腐、野菜、海藻、キノコ類がバランスよく入っていて、しかもみんなで囲んで楽しく食べることにより、ゆっくり時間をかけて食べられますので、おすすめです。最後の汁を利用してごはん、うどんを入れて食べるのも、いろいろな食材の栄養素やエキスが出ていておいしいものです。食べすぎに注意すればバランス食にもなります。しかし最後の炭水化物系は、カロリーと糖分過多の要因になりますので、要注意です。

ラーメン、うどん、そば

麺類を選ぶときは、タンメン、五目ラーメン、鍋焼きうどん、けんちんそばなど、野菜をはじめとした**具が多く入ったメニューを選ぶ**ようにしましょう。

また**スープはなるべく残す**ように。汁やスープを全部飲むと、摂取する塩分が5g程度になり、1日の摂取量の半分以上にもなります。

ラーメンのスープはおいしいものですが、たとえばとんこつ系では、ラード、ヘットなど飽和脂肪酸を多く含み、カロリーも高いので、二重の意味でおすすめできません。

天ぷらそば、かき揚げそばなども、ダイエット中はなるべく控えましょう。衣に油がたくさん含まれていますのでカロリーが高めです。

カレーうどんも、カレーのルーのカロリーが意外と高いので注意しましょう。

セットメニューで、そばやうどんにごはんがついているもの、ラーメンに半チャーハンなどの組み合わせがあるものなどはNGです。どちらかの量が少なくなっていても、必ずとりすぎになります。

野菜がとれなかった場合は、次の食事で野菜類を補給するように。あるいは、野菜不足を補う意味で、たまには野菜ジュースを飲んでもよいでしょう。

ダイエット時に、おそばを食べるのをすすめられることがあります。その理由としてよく挙げられるのが、低カロリーのうえに、「ビタミンP」といわれる、ビタミンCの働きを助け、毛細血管を丈夫にする「ビタミン様物質」（ビタミン類とよく似た働きをする物質）が入っていることです。しかし、このビタミン様物質は体内で合成されるため、欠乏症にはなりにくいといわれていますので、神経質になる必要はありません。

また、おそばだけでなく、ミカンの筋にもこの物質は含まれています。**そば湯も体によいといわれますが、塩分が溶け出ていますので、飲みすぎには注意**しましょう。

焼き肉

基本的に、ダイエット中に焼き肉を食べること自体が問題なわけですが、お付き合いなどで、どうしても食べることになった場合、どうすればよいでしょう？

何も考えずに、食べたいものを食べたいだけ食べるのは避けたいものです。賢くメニューを選べば、安心して焼き肉を食べることができます。

牛肉の部位には、肩、肩ロース、リブロース、サーロイン、バラ、もも、そともも、ランプ、ヒレなどがあります。

この中で**最も脂が多いのはバラです。カルビはバラ肉**のこと。和牛、輸入牛で多少違いがありますが、100gあたりでだいたい371〜517kcalあります。赤身のヒレ肉が100gあたり133〜223kcalぐらいですから、カルビのカロリーの高さがおわかりいただけると思います。

焼き肉を食べるときの基本は、脂身の多い肉類は避け、赤身の肉を選んで食べること。そして、脂の部分は残しましょう。

次にホルモンですが、牛の内臓類には②タン⑤ハツ⑰レバー⑱マメ⑩ミノ⑫ハチノス⑬センマイ⑲ギアラ㉒しまちょう㉑てっぽう㉓コブクロ㉔テールなどがあります。

糖質はほとんどといっていいほど含まれていないのですが、心配なのが、カロリーと、たんぱく質、脂質、コレステロールの量です。**たんぱく質もとりすぎると、体のなかで**

焼き肉の部位（内臓）

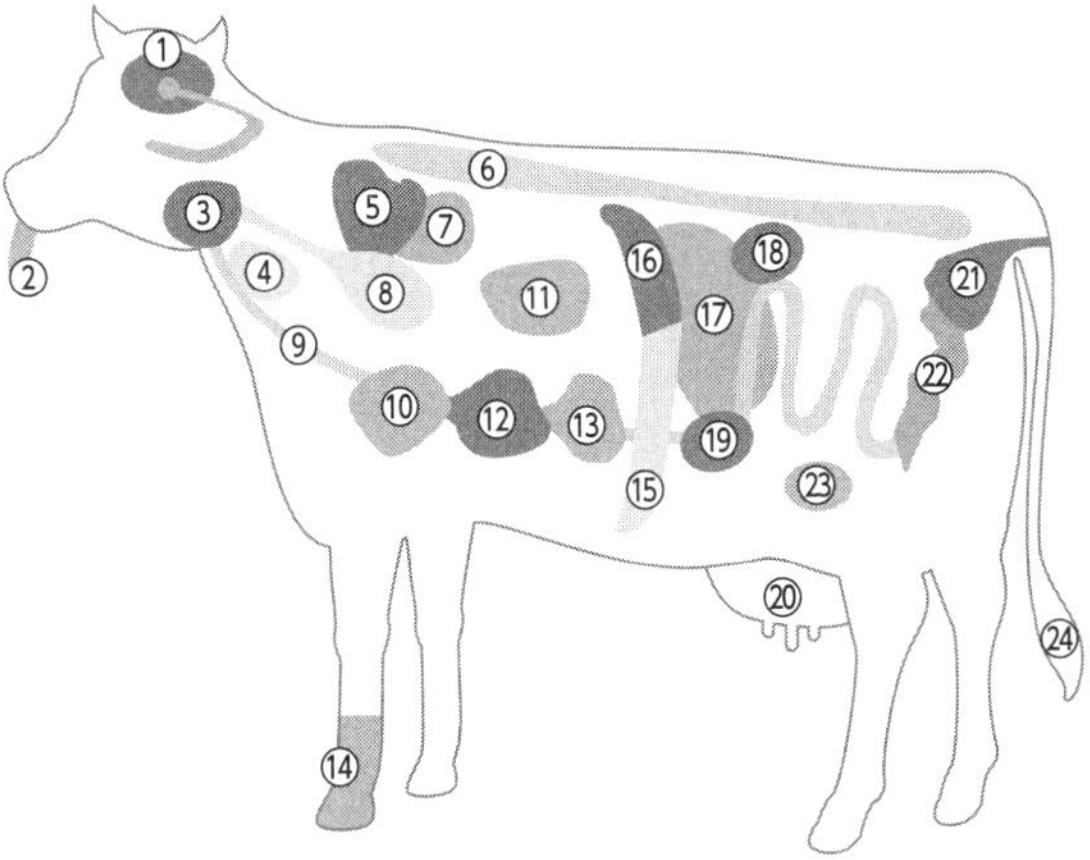

① 脳ミソ	② タン	③ ツラミ	④ シビレ	⑤ ハツ
⑥ 脊髄	⑦ フエ	⑧ フワ	⑨ ネクタイ	⑩ ミノ
⑪ タチギモ	⑫ ハチノス	⑬ センマイ	⑭ アキレス	⑮ ハラミ
⑯ サガリ	⑰ レバー	⑱ マメ	⑲ ギアラ	⑳ チチカブ
㉑ てっぽう	㉒ しまちょう	㉓ コブクロ	㉔ テール	

参考：http://www.beef168.co.jp/wagyu_naizo

脂肪に変わっていきますし、尿酸値も高くなります。

この内臓部位で比較的カロリーが低いのは、⑤ハツ⑰レバー⑱マメ⑬センマイ㉒しまちょう㉑てっぽう㉓コブクロです（100gあたり168㎉以下⇒ごはん100gあたり168㎉）。

比較的たんぱく質量が低いのは、⑬センマイ⑲ギアラ㉒しまちょう㉑てっぽう（100gあたり12g以下）。尿酸値を気にしている方におすすめです。

比較的脂質量が低いのは、⑤ハツ⑰レバー⑱マメ⑩ミノ⑬センマイ㉑てっぽう㉓コブクロ（100gあたり10g以下）。中性脂肪や、カロリーを気にしている方におすすめです。

比較的コレステロールが低いのは、㉔テールです（100gあたり100㎎以下）。

ダイエット中の方には、肩ロース、ヒレ、サーロインの赤身の部分、内臓系ならハツ、マメ、ミノ、センマイ、コブクロを、合わせて100g程度にするのが無難な量でしょう。

レバーは、ビタミンAが豊富ですので、食べすぎると体内に蓄積されて健康障害が起こりますから覚えておいてください。

鶏肉は、肉の中では低カロリーです。特にささみや胸肉は、高たんぱく低カロリーなのでおすすめです。たとえば80㎉分で肉を何グラム食べられるかというと、牛肉のヒレなら40g、豚肉のももなら60g、鶏肉のささみや胸肉なら80g、鶏レバーなら60g食べられます。ちなみに、するめいかなら100g、ゆでだこなら80g、くるまエビなら2尾で80gです。

次に焼き方です。網焼きか、あるいは溶けた脂が一箇所に流れ落ちるような鉄板を選んでください。肉は1枚ずつ焼いて、食べ終わったら、また1枚焼くというふうに、ゆっくり味わいましょう。**起床後14時間以降は、肉や内臓類は全部で100g程度に。**多くても150g程度に抑えましょう。

肉のたんぱく質は、食事によって消費されるエネルギーが一番高く、またゆっくりよく噛んで食べることで、消費エネルギーがさらに高まります。

焼きあがるまでに野菜（野菜サラダ、野菜スープ、焼き野菜、サンチュなど）・キノコ類・海藻を食べ、また肉にもどるというように、**肉の量の2倍量の野菜**を意識して食べましょう。

野菜の選び方ですが、脂質、たんぱく質の代謝に関わるビタミン類、特にビタミンB群が豊富な**緑黄色野菜を数種類**食べると効果的です。全体で、**生の状態で両手にのるぐらいの量**を食べるのが理想です。ビタミン類以外にミネラル類、食物繊維もたっぷりとれます。これらは尿をアルカリ性にして、尿酸を溶出しやすくし結石をつくりにくくする効果もあり、また、食物繊維が食べ物に含まれるとゆっくりと消化管内を移動すること、そしゃくに時間がかかることなどもあって、満腹感も得られやすく、まさに一石三鳥です。

コレステロールを気にしている方は、野菜、海藻、キノコ類に加えて、大豆製品、たとえば枝豆、豆腐なども一緒にとりましょう。野菜、海藻、キノコ類に含まれる食物繊維が、コレステロールの吸収を抑え、排出を促す働きをしてくれます。

タイ料理

香辛料やココナッツミルクを使用しているのが特徴です。

世界3大スープのひとつであるトムヤムクンは、酸味、辛み、甘味が絶妙なバランスで融合しているスープです。具材は、エビ、野菜、キノコなど低カロリーのものばかりです。

タイカレーは、日本のカレーのように小麦粉と油でつくったルーを使っていないので、一見して低カロリーに思えますが、**ココナッツミルクが比較的高カロリー**なので注意しましょう。

具材は、豚肉、鶏肉、魚介などバラエティに富み、いずれも野菜たっぷり。スパイスを利かせていて風味豊かです。一緒に食べるごはんは少なめ（100g程度）に抑えておきましょう。

サイドオーダーでは「ソムタム」（青パパイヤのサラダ）などの野菜料理も、2品はたのみたいもの。

タイ風焼きそばの「パッタイ」は、米粉の太い麺に、エビ、エシャロット、ニラ、もやし、干しエビなどが加わり、栄養バランスがとてもよいです。味付けにはナンプラー、ライム、ピーナッツ、そして砂糖が加わり、ちょっとだけカロリーが高いかもしれませんので、麺を少し残したりして調整しましょう。

鍋料理のタイスキですが、こちらも魚介類、つみれ、薄切り肉、野菜がたっぷりで健康的です。刻みニンニク、ライム、パクチー、トウガラシなどが入った薬味を加えたタレが、滋養強壮にぴったりです。**脂肪の燃焼を活発にしてくれます。ダイエット中に外食するとき、タイ料理を選ぶ**のは賢明です。

インド料理

日本のカレーと違って、インド料理のカレーはスパイスの量が多く、刺激的な味わいのものが多数見られます。またインドの方はベジタリアンが多いので、野菜だけを使った料理が多いのですが、油を多用する傾向が強いようです。

カレー料理は、ついついごはんやナンを食べすぎてしまいがちですので、あらかじめ、ごはんならお皿1枚分、あるいは半ライスにしておくこと。ナンは小麦粉ベースの生地を延ばして焼いたものですが、多くて1枚と決めて食べはじめましょう。

ヨーグルトとスパイスを混ぜたものに鶏肉を漬け込んで焼いたタンドリーチキンは、

余分な脂を落としてつくられていますのでヘルシーですが、食べても2〜3個程度にしましょう。肉なら80g程度が、1日に食べてよいたんぱく質源の食品の目安量です。

サモサは、ゆでてつぶしたジャガイモやグリーンピースなどの具を、クミンやコリアンダーシード、ターメリックなどの数種類の香辛料で味付けして、皮で三角形に包んで揚げたものです。軽食として食べられるものですが、糖質と脂質の同時の摂取は、体脂肪をつくりやすくしますので、ダイエット中、特に夕食では食べるのを控えましょう。

韓国料理

野菜たっぷりで、味付けにコチュジャン、テンメンジャン、トウガラシを多く使用しているのが特徴といえるでしょう。

韓国料理店では、前菜としてナムルやカクテキ、キムチなどが数種類、小皿にのって出されますので、ビタミン類、ミネラル類の補給ができて嬉しいです。

キムチは、日本の食卓でも浸透していて人気が高い食品です。ご家庭でキムチを使った炒め物、スープなどをつくったことがある方も多いのではないでしょうか。

キムチに含まれるカプサイシンは、中枢神経を刺激して体の代謝機能を高めてくれます。また発酵食品でもありますので、乳酸菌も豊富で整腸作用があり、免疫力アップも期待できます。食物繊維、ビタミンB群、ビタミンCもたっぷり入っていますので、美容にもダイエットにもよい食品です。

しかし一方で、ごはんがすすみやすく、また食べすぎると塩分過多になりやすいので、あらかじめ量を決めておきましょう。

ダイエット中は、チゲ鍋がおすすめです。野菜、豆腐、魚、肉など、栄養バランスに大変優れています。トウガラシに含まれるカプサイシンの発汗作用で、代謝も促進されます。

ビビンバ、カルビクッパなどの丼物は、ごはんの量が多いので、残すようにしましょう。汁に浸《つ》かったごはんも、なるべく残すようにしましょう。はじめから「少なめに」とお店の方にオーダーするのもよいですね。また丼物は、食べるのが早くなりがちです。韓国料理ではスプーンが供されますが、あえてお箸を使って時間をかけて食べるようにしましょう。

韓国の焼きのりは、ゴマ油と塩がまぶしてあって大変食欲をそそりますが、脂質、塩分のとりすぎはもちろん、ごはんの食べすぎにもなるので注意しましょう。

ベトナム料理

ベトナムの食事についてこれまでも触れてきましたが、ここでまとめておきましょう。

タイ料理同様、ダイエット中に外食するときにベトナム料理を選ぶのは賢明です。ベトナム料理は、野菜をたくさん使ったヘルシーな料理が多いです。米粉を原料としてつくっているライスペーパーやフォーなどの麺類が特徴といえるでしょう。

代表的なベトナム料理といえる生春巻きは、具材に野菜、エビ、ビーフン、豚肉などが少しずつ入っており、いろいろな栄養素がとれて、かつ脂質も少なく、ビタミン類がたっぷりとれます。汁麺であるフォーも、エビ、野菜、肉などが入って、薬味にもやし、ミント、コリアンダーなど生のハーブが散らしてあり、さっぱりした味付け。ヘルシーで、かつしっかりとボリュームもあります。ほかに揚げ物や、炒め物もありますが、野菜がたっぷり入っているものが多いのでおすすめです。

しかし食べすぎはダイエットにはつながりませんので、油を使った料理は1食あたり1品程度にしておきましょう。常に、主食、主菜、副菜が、おのおのどれに該当するかを考えながらオーダーしましょう。

第6章 太りやすい癖を知る

——事例別対処方法 こんな場合はどうする?

ダイエットが必ず成功する3つのルール

ベトナム人は1食あたりの食事量が少なめです。できることなら、私たちも控えめにしたいところなのですが……。

なぜ、ドカ食いや偏食をしてしまうのでしょうか。

ドカ食いや偏食をしないように、「本当に今食べたいか？」を自問自答し、冷静になることが大切です。

といってもお腹が空きすぎてしまうと、ついつい自分を見失います。それは仕方のないことですね。ですので、自分をどうコントロールするかがダイエットのカギを握っているといえるでしょう。

分食は、必要以上に食べないようにするための自己コントロールの手段です。分食することで、冷静に食欲とむきあうことができて、起床後14時間をすぎてからの食事もカロリーをコントロールできるようになるからです。

それに加えて、

- **十分な睡眠をとること**
- **空腹感を覚えてから食事をすること**
- **起床後14時間をすぎる場合の夕食は、分食をすること**

この3つを最低限守り、生活リズムを整えていけば、ダイエットは成功するといえるでしょう。

よい睡眠で、自律神経のバランスを整える

質のよい睡眠は、自律神経のバランスをとるためには不可欠です。

たとえば食欲抑制ホルモンであるレプチン、食欲増進ホルモンであるグレリン、これらをはじめ、体の部位に必要なホルモンや消化酵素を、必要な場所と時間に分泌させるのは、自律神経が働いているからできるのです。

慢性的な睡眠不足が続くと、痩せにくくなります。というのも、睡眠不足によって、自律神経のバランスがくずれてくると、グレリンが増えて、いつもならお腹がいっぱいになる量を食べても、満腹感を得にくくなり、いつも以上に食べてしまいがちになるか

らです。

十分な睡眠をとることで自律神経のバランスがとれて、痩せやすい体になっていくことでしょう。

空腹感を楽しむ

脂肪細胞には、「ホルモン感受性リパーゼ」というホルモンがあります。

これは、体脂肪である中性脂肪を、遊離脂肪酸とグリセロールに分解する働きを持っています。分解をすることで血糖値を安定させたり、エネルギー源をつくったりします。

このホルモンの分泌が特に活発になるのは、空腹時と運動時です。

どうしたら精神的に安定するか

食欲を満たすために食べる。また、食べることで安心する。

食べることで精神的な安定を保っている人は、太ってしまいがちです。

食べても太りにくい食べ物を見つけたり、食べること以外で精神を安定させる方法を見つけたり……などと考えていくと、解決策が見つかるような気がします。

自分自身が、何を精神的に求めているかを探りあてると、意外に解決策が簡単に見つかるかもしれません。

乱れた食事の事例別解決策——「続けても大丈夫！ ただし……」

「痩せやすい理想の食事の仕方」がわかっても、それを実行し続けるというのは、働いている人にはハードルが高いものだということはわかります。でも、言い訳ばかりしていたら、いつまで経っても痩せられません。

すべての「言い訳」には解決策が必ずあります。そもそも、すべてを禁じてしまったら、ストレスになって、逆にダイエットも成功しません。

そこで、次に、解決策を事例別に紹介します。

事例1◇帰宅がいつも終電近い

自宅では、野菜スープとか、こんにゃく田楽とか、低カロリーのものを少量だけにして、**できるだけ早く寝て、翌朝しっかり食べる**のがよいでしょう。

ホットミルク、しょうが湯など、**カフェインの入っていない温かい飲み物を飲む**だけでも空腹がしのげるでしょう。

睡眠不足で、かつ、就寝近い時間の食事はあまりおすすめできません。継続すれば生活習慣病になってしまう可能性が高いからです。

事例2◇毎日の飲酒をやめられない

休肝日は週に2日は設けたいもの。わかっていてもやめられない方のための、解決策です。

2日間〝休肝〟しなくてもかまいません。その代わり、2日間は、いつもより小さいグラスでゆっくり飲みましょう。

とはいっても、飲酒すると、肝臓、胃、腸の粘膜が荒れてしまいますが、これらの臓器の修復には2日間ぐらいかかるようです。できるのであれば、1週間に2日、休肝日を持つのがベストです。

飲酒が絶対に悪いわけではありませんが、飲酒以外に楽しみを持つこともよいでしょう。習い事をしたり資格試験に挑戦するのも解決策のひとつです。

1日の飲酒の適量は、日本酒なら1合程度、ビールなら500㎖程度です。

事例3◇食べることが大好き

食べることが大好きな方は、ついつい食べる量が多くなりがちです。

そういう方は、小ぶりの茶わんや食器に変えて食事量を減らすことから始めましょう。

また、無意識のうちに、頻繁に口に何かを入れてしまいがちな方もいますね。そういった方は、自分が食べたものを詳細に記録する習慣をつけることです。自分がどれぐらいたくさん食べているか実態を調査すると、生活を見直せます。

事例4◇太る原因がわからない

「食事量が少ないのになぜか太ってしまう」と日ごろから感じている方は結構いらっしゃいます。

そういう方は、**食事記録を3日間書いて、栄養指導を受ける**ことをおすすめします。第三者から指摘されてはじめて高カロリーであるということがわかる食品が隠されていることがあります。たとえばごまやちりめんじゃこ、チーズなどです。

また、栄養バランスに偏りがあると痩せられません。

事例5◇野菜が高くて、買いにくい

「野菜は高いのであまり買えない」という方もいらっしゃるでしょう。

そういう場合は、冷凍食品の野菜を利用してはどうでしょうか。とにかく、毎食野菜をとりいれることを忘れずに。

プチトマトだけでもよいので、必ず何かしら野菜を食べましょう。

理想は1日7種類。3分の1は色の濃い野菜で。

また、乾物、たとえば、切干大根、ヒジキ、高野豆腐などの利用も、カルシウム、鉄、食物繊維がとれてよいです。

事例6◇毎日コース料理・接待のため率先して食べないといけない

これについては、第5章でも述べましたが、あらためて整理します。

夕食の場合は、**主食を食べないようにしましょう**。主菜は肉か魚を選ぶようにしてデザート類はパスしましょう。それだけでもカロリーを抑えられます。

そして、休日や、毎日の朝食、昼食は、カロリーを抑え、一汁三菜スタイルで過不足ない栄養素をとるようにすること。そうしないと代謝がうまくいかなくなって太りやすくなるので注意しましょう。

野菜不足と感じたらサラダバイキングのお店へ行って、両手にのるぐらいの野菜を食べましょう。色の濃い野菜、色の薄い野菜、1対2の割合にしましょう。

日ごろ、食事量が多いと感じている方は、**休日だけでも主食を少なめにする**など食事量を抑えましょう。

事例7◇仕事が忙しくて食事を抜く

欠食が習慣化すると、体が飢餓状態と判断して太りやすくなります。**食事と食事の間**

を6時間以上あけないようにして、1日3食以上とるように意識して生活しましょう。

平日の食事が足りないようなら、休日には1日3食以上にして軌道修正しましょう。**欠食して次の食事でドカ食いは絶対にしてはいけません。**

食べに行く時間がない場合は、主食にあたるものを買い置きして、仕事をしながらでもよいので食べるように心がけましょう。

事例8◇炭水化物が大好き

主食の重ね食い、たとえば、ラーメンとごはん、パスタとパンなどの組み合わせを好む方がいらっしゃいますが、これは、糖質が多すぎで余分な脂肪をつくりやすくしますので要注意。

こういう食べ合わせが習慣化している方の場合、**これをやめるだけでも痩せやすくなるでしょう。**

はじめのうちは満腹感が得られないかもしれません。その場合は、こんにゃくを使った料理で締めましょう。満腹感があり、しかも低カロリーですみます。

事例9◇パンが大好き

パンは意外に高カロリー。特に菓子パンは要注意です。

パンのカロリーが高いという認識がある方は少ないかもしれません。ところが、パンは、糖質も脂質も高いので、脂肪をつくりやすい食品です。

毎食、パンを主食にしている方で、なかなか痩せないと悩んでいる方は、朝食か昼食をごはんにしたり、夕食はパンを食べないなど、ちょっとパンの摂取量を減らしてみましょう。

事例10◇甘いものが大好き・お菓子がいつもある職場にいる

お菓子を食べたい場合は、**時間を決めて、1日1回15時までにとる**のがベストです。

お菓子を食べるのが日課になっている方は、1回のお菓子のカロリーを、100kcalぐらいにするとよいです。

今は、カロリーを低めにつくられたデザート類もたくさんあるので、選んで食べてみましょう。

食べたら必ずスクワットを10回するなど、カロリーを消費するというルールを自分に課しましょう。

また、職場によっては、いつも何かしらお菓子があって、周囲の方々が食べるので、自分だけ食べないのも……という感じで、お付き合いで食べざるを得ない場面を持つ方もいらっしゃるでしょう。

毎日のようにお菓子を食べる機会がある方は、時間を「15時までに5分以内」など自分でルールを決めて、1日1回に制限するのもよいでしょう。

事例11◇果物が好き

果物を1日3回食べるというほど果物好きの方もいらっしゃいます。

果物は、1日200g程度が適量といわれています。それ以上を毎日食べていますと、果物の甘味成分である**果糖のとりすぎ**になり、太りやすくなります。

でも、果物にはビタミンCが豊富なので、1日1回はとりたいものです。

事例12◇揚げ物が大好き

揚げ物が大好きな方は、食べる時間に注意しましょう。食べるなら朝が好ましく、**夕食は避けるべき**です。また、1日に2品程度にとどめましょう。

事例13◇中華料理を食べることが多い

栄養指導をしていると、「出張で中国に行くことが多く、接待で週3〜4回は中華料理なんです」とか、奥様が中国出身で「日常的に中華料理が多い」という方が、意外にいらっしゃいます。

こういう方は、麺やごはんは残して、自分で意識して食事量を減らすように決めることです。そして、ゆっくり時間をかけて食べることです。

事例14◇何を食べていいかわからない・何をつくって食べていいかわからない

主食、主菜、副菜、汁物の組み合わせで食べることを心がけることで、栄養バランスがよくなります。いわゆる定食スタイルです。

外食するときは、野菜の使用量が多いメニューを選び、少ない場合は、お浸しなどを追加で注文しましょう。外食は、お浸しなどでも濃い味付けのものが多いので、テーブルにあれば、酢やレモン果汁、あるいは水を加えて薄くして味を調整しましょう。あとで野菜ジュース（無塩）やトマトジュース（無塩）を飲んで応急処置でもよいでしょう。

事例15◇忙しくて料理をつくる時間がない・自炊が苦手

自分で料理をしなくても、外食で1日3食とれる便利な世の中です。豊富なメニューを用意した飲食店やコンビニ等がたくさんあります。

そんな生活の中で重要なのは、「**何を選ぶか**」です。工夫次第で、栄養バランスをとることができます。

定食を思い出し、「主食を何にするか？」「それに合う主菜は？」と考えて、野菜が中心の料理を選んで副菜としましょう。

また、サラダバイキングのあるお店を見つけて週2〜3回は行くとよいです。

事例16◇お腹いっぱい食べないと満足しない

食べるスピードを1・5倍遅くして、ゆっくりよく嚙んで、時間をかけて食べるようにしましょう。

野菜から食べて、最後に主食にあたるものを食べるようにすれば、少量でも満足感を得やすいです。

「満腹」ではなく「満足感が高まる」食べ方に、意識を変えましょう。

野菜がメインの具だくさんのスープや、海藻、キノコ類、こんにゃくを使った料理にすると、満足度が高くなります。

事例17◇夜食をとる習慣がある

早寝早起きをする習慣に切り替えるのが得策です。

朝起きたときにお腹がもたれずに、すっきりした状態で目覚めるようにしましょう。

起床後14時間以降、夜遅い時間帯になると、脂肪組織や筋肉での脂肪の燃焼が低下したり、脂肪細胞においては脂肪の蓄積が活発に行われます。この時間帯に何か口にしないと気がすまない習慣を持っている方は、生活習慣を変えるようにしましょう。

空腹を感じてきたらお風呂に入るとか、気持ちを切り替える何かをつくっていきましょう。

事例18◇早食いになりやすい

食事は、**15～20分ぐらいかけて食べる**のが理想です。ネットを見ながら、テレビを見ながらなど、何かをしながら食べると、時間をかけられます。

また、歯ごたえのあるおかずを1品入れるようにして、噛んで食べることへの意識づけをしましょう。**ゆっくりよく噛んで食べることで、食欲を抑えるホルモンが出て食事量を減らす**ことができます。

外食なら、皮をむいたり、骨や殻を取り除いたり、ひと手間かけて食べる献立を選ぶのもよいでしょう。

事例19◇だらだら食べる癖がある・どれぐらい食べているかわからない

だらだら時間をかけて食べていると、どんどん食事量が増えていきます。

遅くても30分以内には食べ終わりましょう。

宴席などでは、最初から食べる量を決めて、食べすぎないようにしましょう。

だらだら食いは、食べすぎの原因です。

主食にあたるものを1品、主菜にあたるものを多くても2品、副菜にあたるもの3〜4品という構成を考えて食べてみましょう。

お菓子類を一日中だらだら食べる傾向にある方は、お菓子の買い置きをしない、目に見えるところに置かない、取り出すのが大変なところに置く、など工夫しましょう。

ついつい飴をなめて口さみしさを満たす方は、紅茶やコーヒーに変えたりしましょう。

思い切って、お菓子は外出したときのみにするとか、お菓子グルメになって1000円以上のものしか食べないとか、ハードルを高くしてみるのはいかがでしょうか。

事例20◇つられ食いをする・誘惑にまける・家族が余計なものを買ってくる

結婚をしたり寮生活を始めたりで、これまでの食習慣、生活習慣がガラリと変わった経験をお持ちの方も多いでしょう。

同居人が夜中にアイスクリームを食べているのを見ると、自分も一口、そして二口と、つられて食べてしまうこともあるでしょう。夕食後にスナック菓子を食べる習慣がなかったのに、相手がおいしそうに食べているのを見ると、ついつい食べてしまうということもあるでしょう。

こういう場合は、相手に合わせないことが一番ですが、難しい状況のときも多いと思います。お菓子類の買い置きをしないようにすることが先決。次に食後に丁寧に歯を磨いておくのもよいかもしれません。

事例21◇薬、サプリメントに頼っている

コレステロールや中性脂肪が高く、医療機関から薬を処方されている方もいるでしょう。栄養指導をしていますと、「お薬を飲んでいるのに検査値が改善されない」という

方にお会いします。そういう方の食生活を聞いてみると、栄養バランスが偏っているケースが見られます。

また、サプリメント中心の食生活を送っている方の中にも、同様のことがいえます。サプリメントの栄養素は、多面的に働くのではなく、特定の栄養素にかぎって働くようになっています。カロリーの心配もなく簡単にとれてよいのですが、上手に使わないと、栄養のバランスはくずれてしまうことも多いのです。

実際、ある患者さんに栄養指導をしたときのことです。「体によいといわれている油であるエイコサペンタエン酸（ＥＰＡ）、ドコサヘキサエン酸（ＤＨＡ）を、毎日サプリメントで摂取しているが、検査値が改善されない」と、その方は訴えていました。

サプリメントは、食事で足りない分を補うように、補助的に利用するのがよいでしょう。

しっかりバランスのとれた食事をしている方には必要ないと思いますし、自分に足りない栄養素を、素人判断で勝手に決めて、そのまま誤った認識でいると、空振りに終わってしまいます。

事例22◇ファーストフード大好き

ファーストフードは、すぐに食べられるので忙しく過ごされている方にはとても重宝なものでしょう。しかもおいしいですし。

ただし、食べる際には組み合わせを考えましょう。

脂質と脂質、糖質と糖質、糖質と脂質の組み合わせにすると太りやすくなるというのは、前述したとおりです。

ダイエット中は、毎日ファーストフードを食べるのはやめましょう。どうしても食べたい方は、週に2〜3回、朝食か昼食に食べるようにしましょう。

そのときには、「ハンバーガーとシェイクとフライドポテト」はNG。「ハンバーガーとコーヒーと野菜サラダ」がベストです。

事例23◇野菜が嫌い

野菜をそのまま食べるのが苦手な方は、野菜を熟煮してポタージュをつくったり、スムージーをつくったりするのをおすすめします。

野菜そのものを毎食とることをおすすめしたいのですが、どうしても食べられない方は、野菜ジュースも利用してビタミン類、ミネラル類、食物繊維の補給をしましょう。

事例24◇我慢するぐらいなら短命でもよい・苦しいことが嫌い

食べたいものを毎日制限するのは、非常にストレスがかかりますね。

そこまで我慢をすることはありません。**1週間に1回は好きなものを食べる日**をつくってストレスをコントロールしたほうが得策です。

事例25◇大皿料理を食べることが多い

家族でひとつの料理を大皿に盛り付けて、好きなだけ食べると、自分がどれぐらい食べているかわかりにくいものですね。

自分で食事量を把握するためには、**人数分を小分けにする**ことをおすすめします。

事例26◇自分への評価が甘い・常に言い訳を考えている・最初からあきらめている・受け身でいる・遺伝とあきらめている・目標が具体的にない・何事も億劫に感じる

「ダイエットは明日からにしよう」と先延ばしにしてなかなか始められない方も多いでしょう。

そういう方は、自分のなりたい姿を見つけることから始めましょう。「ダイエットに成功した自分」を具体的に思い描いてみることで、やる気が起きるでしょう。

事例27◇太っていることに気が付いていない・痩せる必要性を感じない・せっぱつまっていない

クラス会、習い事等を始めて、外に出る機会をつくり、自分を第三者的に見られる環境をつくってみましょう。

みんなで写真を撮ったりすると、自分の気が付かない一面を発見することがあるかもしれません。

事例28◇間違った食べ方に気が付いていない

野菜ジュースを野菜の代わりにして満足していたり、単品ダイエットに励んでいたり、極端な食事制限をしていたりする方もいらっしゃいます。

取り組む前に、「これでよいのか？」と、お近くの健康サポートセンターや医療機関の管理栄養士に相談してみるのもよいです。

事例29◇味が濃くないと食べた気がしない

味付けが濃いと、ついつい主食のとりすぎにつながりますので、日ごろから薄味にしましょう。**香辛料や香味野菜を利用**して、風味を楽しむと、薄味でもおいしくいただけるようになります。

また、酢やレモン汁を足すと、塩分控えめでもしっかりした味付けになりますのでおすすめです。

事例30◇結果を早く求めすぎ

ダイエットを始めると、それまで好きなものを好きなだけ食べていた食生活に比べて、物足りなさを感じることでしょう。

欠食と違って、1日3〜4食の食事をとりながらのダイエットは、個人差もありますが、結果がすぐには出ないものです。

しかし、**規則正しい食事時間を1か月ほど守り続ければ、痩せ癖がついていき、期待できる結果をもたらす**でしょう。

目的は痩せることではなく健康な体をつくって維持すること。健康な体を維持することは、結局「太らない」ということになるので、健康こそが最終目標です。

付録 「分食」についてさらによく知るためのQ＆A

Q 私は、目覚ましで一度起きても、うつらうつらしてしまい、何度めかの目覚ましでようやく起きます。二度寝もよくしてしまいます。どこから「14時間」というのを計算したらいいのでしょうか？

A 起き上がって、部屋の照明をつけたり、カーテンを開け、朝の光を浴びて体内時計をリセットしたところから計算します。

なかなかベッドから起きられない方は、ベッドのなかで軽く伸びをしたり、ストレッチをしたりして、交感神経の働きを活発にしてあげると、目が覚めてきます。

目覚めが悪い方は、前日の夜の生活に問題があるかもしれません。しっかり体を休め、質の高い睡眠を確保するように努めましょう。そのためには、毎日同じ時刻に就寝、起床をすることを心がけることです。

就寝前にお酒を飲む方もいらっしゃいますが、おすすめできません。眠りがかえって浅くなりますし、夜中にトイレに起きる回数がふえて質の高い睡眠の邪魔をします。熟睡できれば、すっきりと起きられますので、何度目かの目覚ましでようやく起きるということがなくなるでしょう。

朝の光を浴びたら、まず、お水やお茶を飲みましょう。眠っていた胃腸が起きだします。そして、徐々にお腹が空いてくるのを感じてください。

また、朝にしっかり太陽の光を浴びると、その16時間後に睡眠を誘導するホルモンが出て、自然に眠くなるという学者もいます。

逆に、夜、寝る前の2〜3時間は、強い照明を浴びると体内時計の針が遅れて、睡眠の邪魔をするといわれています。寝る時間が近づいてきたら、照明を落とし、できるだけ暗くして眠るようにしましょう。

Q 昼寝や仮眠をした場合、起床から14時間、というのをどのように計算したらいいのでしょうか?

A 起床は、ベッドから出て日の光を浴びたときからですので、その後に昼寝や仮眠をしたとしても継続して計算していきます。つまり、その分を差し引いたりはしません。

Q 私は夜勤と日勤のある仕事をしており、「朝食」が夕方になることもあります。そういうケースでも、起きてから14時間ルールをあてはめて考えれば大丈夫ですか？　また、夕方に起床するときの、リセット方法はあるのでしょうか？

A 夜勤のときも、夕方の起床から24時間のスケジュールを立てて、朝食、昼食、夕食にあたる時間に食事をします。

また、睡眠不足にならないように仮眠をとりましょう。

要は、規則正しい時間に「食事、起床、睡眠」をして生活リズムをつくれば、昼夜逆転しても問題ないと思われます。

コンビニの照明は、体内時計を整える照度がある——という学者もいます。夕方起きたときは、コンビニに買い物へ行くのがよいかもしれません。

また、夜勤のある病院のナースステーションの照明は、強い光の照射にしているため、眠気を防止させ、夜勤前の夜の睡眠とほぼ同じ長さの朝睡眠となり、体内時計の調整ができている――という学者もいます。

日勤のときも、夜勤のときも、それぞれ同じリズムを保ち、起きている時間には光を浴びる環境をつくるように心がけましょう。

規則をもったスケジュールにすることで生体リズムが整います。

Q **栄養バランスに気を付けるといっても、食事だけでは必要量の栄養をとるのが難しいので、サプリメントを多用したいのですが、それでもいいですか？　サプリメントをとる場合のアドバイスもください。**

A まず大事なことは、**自分の食生活において不足しがちな栄養素は何かを知ること**です。それを知ったうえで、1日あたり何をどれぐらいとればよいかを把握することです。

必要性を考えずにサプリメントを多用すると、過剰摂取になり有害な症状が出ることもあります。また、お金の無駄使いにもつながります。

本当にその栄養素が自分に必要なのかを明確にし、必要ならば、最小限にとどめるのがよいでしょう。

日常的に安易に利用することはおすすめしません。

海外旅行に行ったときに、野菜や果物を食べられなかった場合、食物繊維やビタミンCのサプリメントをとってみるなど、食事で十分にとれなかった栄養素を補うかたちで利用するのはいいでしょう。

1日のなかで必要な栄養素を摂取できない場合が多いと思われますので、食事とサプリメントの併用をしながら1週間ぐらいのなかで帳尻を合わせればよいと思います。

ただし、薬を服用中の方は、サプリメントと薬の相互作用があるかどうかを薬剤師さんに相談することをおすすめします。

Q　朝食を抜いてはいけないとわかっているものの、朝、忙しくて、食事を抜いてしまうことが多いのですが、そういうときの昼食と夕食の食べ方のアドバイスをく

ださい。

A できれば、昼食の前、午前中に軽食をとり、体内時計をリセットすることをおすすめします。そこから、2時間ぐらい置いて昼食をとることです。

忙しいとはいえ、野菜ジュースを飲むなどして、朝に一度胃腸を動かすように心がけてください。

それでも、1日2食になる場合、カロリーオーバーにならないように1食分の摂取カロリーを守れば太ることはないでしょう。

ただし、**1日分の摂取カロリーを昼食と夕食の2食で配分するのは、控えましょう。太りやすくなります。**

Q お昼を食べに出る時間がつくれずに、夕食の時間になってしまいました。このときの食べ方のアドバイスをください。

A 昼食の分もあわせて夕食を食べる、というのは避けたいところです。一度に2食分とるのはもってのほかです。

食べる際は、空腹のあまりドカ食いになる危険性がありますので、**野菜から先に食べ、最後に主食にあたるものを食べます。**ゆっくりよく噛んで食べるように心がけましょう。

1日2食になると、必要な栄養素が不足になりがちです。**2食になる場合、毎食、栄養バランスが簡単にとれる一汁三菜スタイル**にしましょう。できない場合は、**翌日の朝食をバランスよくしっかり食べる、**あるいは1週間ぐらいかけて帳尻を合わせていきましょう。

夜食は、栄養バランスよりも、カロリーをなるべく低く抑えること。そして、糖質の高いものを食べるのをやめましょう。脂質の高いものを食べたり、お腹いっぱい食べたりすると胃もたれがしますので、消化のよいもの、カロリーの低いもの、食事量は腹三分目ぐらいにするのがおすすめです。

Q 起床から14時間以内であれば、しっかりたっぷり夕食をとっても、安心して大丈夫ですか？

A 14時間以内であれば、多少食べても太りにくい時間帯です。それ以降は、食べ物はできるだけ口にしないことが大切です。

ただ、スイーツや揚げ物などの高カロリーのものは、午前中あるいは15時前後までに食べ終えましょう。

もっと効果を求める人は、できれば**起床から12時間以内にすべての食事を終えることを習慣化することをおすすめします。**

Q **起床後、13時間半ぐらいで、一度おにぎりを「プレタ食」として食べました。その30分後に、すぐに、次の夕食を食べて大丈夫ですか？　「プレタ食」と「夕食」の間はもっとあけないと意味がないものですか？**

A できれば最後の夕食を早く終了させたほうがよいので、この場合は30分後にすぐに食べてもよいでしょう。

通常は、食間は3時間ぐらいあけるのが理想です。

Ｑ 仕事の関係で、夕食はコンビニで買うことがほとんどです。いろいろな種類ものを食べてバランスをとったほうがいいと聞いたので、お惣菜を3種類ぐらいとおにぎりを買うようにしていますが、残すのがもったいなくて、全部食べてしまいます。カロリーオーバーになるぐらいなら、お惣菜の量を減らしたほうがいいですか？

Ａ カロリーオーバーになるぐらいなら食事の量は減らしましょう。

コンビニでバランス食を買う方法について説明したいと思います。

主食、主菜、副菜、スープ、フルーツ、乳製品の構成にします。

それぞれの栄養成分表示を確認し、1食あたりの適正エネルギー量、適正な脂質量になるように心がけましょう。

主菜、副菜は、野菜の入った料理を選ぶようにして、ビタミン類、ミネラル類、食物繊維が不足にならないように、バランスのいい組み合わせにしましょう。

具体的に示しますと、まず、主食にあたるおにぎりを選びます。おにぎりは、ミネラル類、食物繊維の補給を考え、のりで巻いているものにします。中身は、肉あるいは魚などたんぱく質源の入っているものがおすすめです。

主菜にあたるものは、肉、魚、卵、豆腐などの食材を使っているものを選びましょう。

副菜は、野菜サラダです。野菜は単品ではなく3品ぐらい使っているものにしましょう。

スープは、海藻やキノコ類などを使ったものが低カロリーです。スープの代わりに牛乳や飲むヨーグルトでもよいでしょう。

一品料理で栄養バランスを考えるのであれば、中華丼、タンメン、ちらし寿司などがよいでしょう。

Q 私はパンが好きで、主食のメインはパンになりがちです。白いパンでなく、色のついたパンのほうが栄養的にいい、といわれていますが、黒パンは黒糖が入っているのに、食べてもいいのでしょうか?

A 〝色のついたパン〟というのは一般的に雑穀の入ったパンのことを指します。ここでいう〝黒パン〟というのは黒砂糖の入ったパンのことですね。黒砂糖の黒い色素に抗酸化物質が入っているため栄養的にいいということなのでしょうが、白パンも黒パンもどちらでもお好きなほうを選んで食べるのがよいと思います。

栄養にいいというのを、ひとつの食品のみで言い切るのは、どうでしょうか？　いろいろな食材を組み合わせることで栄養素が過不足なくとれ、はじめて栄養にいいということになります。

そういう観点でいいますと、雑穀などの入ったパンのほうが食物繊維、ビタミン類、ミネラル類がとれて栄養にいいということになるでしょう。

Q　どうしても深夜に我慢できなくなったら、ノンオイルのツナ缶がいいと聞きました。一缶まるごと食べてしまってもいいですか？

A　カロリーが80kcal程度ですので基本的に一缶まるごとでも大丈夫です。

カロリーが比較的低く、低脂肪、高たんぱくで、消化にもよいので、夜食としておすすめです。

ツナ缶のほかにささみ缶でもよいでしょう。

Q 「プレタ食＋夕食」の分食を、毎日続けて大丈夫ですか？　ちなみに、二度目の“夕食”のほうが、どうしても非常に遅い時間になってしまう日常です。

A 仕事の終了時間が日常的に遅い方は、毎日続けたほうがよいです。

あるいは、そうなる場合は、朝食と昼食にボリュームをもたせ、栄養バランスを考慮した食事にするのをおすすめします。

そして「プレタ食」は、主食にあたるもの。「夕食」は、ゆで卵、野菜料理、ノンオイルの缶詰などを利用し、軽めにしてなるべく早く就寝しましょう。

ただし、休日だけは1日3食にして、なるべく起床後12時間以内におさめましょう。

Q ゆで卵は、朝食と夜食と、どっちに食べるのが適している、というのはありますか？

A 卵は腹持ちがよく80kcal程度なので、夜食にも適しています。**食物繊維とビタミンC以外の栄養素が入っていて、しかも、必須アミノ酸がすべて入っていますので、1日1個は食べたい**ものです。

ゆで卵は、消化時間の目安が2時間30分といわれています。そのときの生活状況で決めるのがよいでしょう。夜食を食べる必要がない日は、朝がよいでしょう。朝食でとるか夕食でとるかを選択するのがベストです。

Q

時間がなくて、プレ夕食どころか、夕食をまったくとれない日があります。ようやくとれるのは、起床後14時間以降どころか就寝直前という時間帯です。「完全な空腹の時間が長いと、そのあとの食事のカロリーを摂取しすぎる」とのことなのですが、就寝前でも何か口にしてもいいのでしょうか?

A

就寝直前は、基本的に何も口にしないのがベストです。どうしてもお腹が空いて眠れない場合は、**牛乳や豆乳200㎖程度を温めてゆっくり飲みましょう。**

就寝直前に、消化がよいという理由で、うどん、そうめんなどの炭水化物を食べてすぐに就寝される方がいましたが、長年続けていたため、血糖、中性脂肪がかなり高く生活習慣病を誘発してしまったため、栄養指導に来られました。

ですので、糖質の高い炭水化物を食べて空腹を満たすのではなく、水分系を少しとって、胃腸に一時的に満腹感を感じさせ就寝するのが得策です。

Q　夕食を抜いてしまい、深夜、空腹に耐えられないので何か口にしたいのですが、その場合は、何であれば許してもらえますか？

ちなみに、昼食以降、軽いお菓子以外は、何も口に入れておりません。

A　ポタージュ、野菜スープなどがおすすめです。甘いお菓子類は、空っぽの胃には刺激的ですし、血糖値も急激に上がりますのであまりおすすめできないです。

スープ系は、いろいろな栄養素が一度にとれます。胃腸も一時的に満たされます。

温かいものであれば、満足感も得られます。

食べる方針として、朝食、昼食は、栄養バランスを考える。多少、食事量が多くてもOKです。そして夕食は、食事量、カロリーを抑えましょう。

あなたは「太りやすい人」かもしれない!?　チェック

次の食べ方をよくする人は、中性脂肪がつきやすい!

- ☑ 脂質の高い料理同士の組み合わせ
（例／チャーハンと春巻き、とんこつラーメンとぎょうざ）
- ☑ 糖質の高い料理同士の組み合わせ
（例／パスタとパン、うどんとおにぎり）
- ☑ 脂質と糖質の高い料理の組み合わせ
（例／ハンバーガーとシェイク、ドーナツとフルーツジュース）

ひとつでも当てはまる人は、食生活を見直さないと痩せられない!〈食べ方編〉

- ☑ 何をどう食べてよいかを、日ごろから意識していない
- ☑ 食べたいものばかりを好きなだけ食べる。好きな食べ物が決まっていて、そればかり食べがち
- ☑ お酒を飲みたいだけ飲む
- ☑ お腹いっぱいになるまで食べないと気がすまない
- ☑ 食べ方が自己流になっている
- ☑ 調理が苦手で、「バランスのよい食事方法」についてよくわからないため、健康食品に頼っている
- ☑ スーパーに買い物に行っても、何をどう買って使いまわしていくかわからないため、結局、出来合いのものを買ってきてしまい、いつもワンパターンの食事になっている
- ☑ EPAやDHAなどの栄養用語が、テレビや雑誌に氾濫しているが、それが自分に本当に必要なのかどうかわからない

- 炭水化物抜きのダイエットをしている
- ごはんよりパンを主食にすることが多い
- 食べるのが速い
- よく噛んで食べる習慣がない
- ふりかけや漬物でごはんをよく食べる

ひとつでも当てはまる人は、食生活を見直さないと痩せられない!〈生活スタイル編〉

- 残業があたりまえの過酷な労働時間
- 長い通勤時間のため、毎日睡眠不足
- 朝に限らず、欠食しがち
- だらだら口にしていて、食事時間にメリハリがない
- 夕食が遅いため、朝は食欲がなく、朝食を食べないのが習慣化
- 週末は疲れが溜まっていて運動する気になれず、運動不足に陥りがち
- 食事時間が不規則
- 夜遅い時間にドカ食いしてしまう

痩せる食生活を実行するためのチェックシート

あなたの時間にあわせて書き込んでください

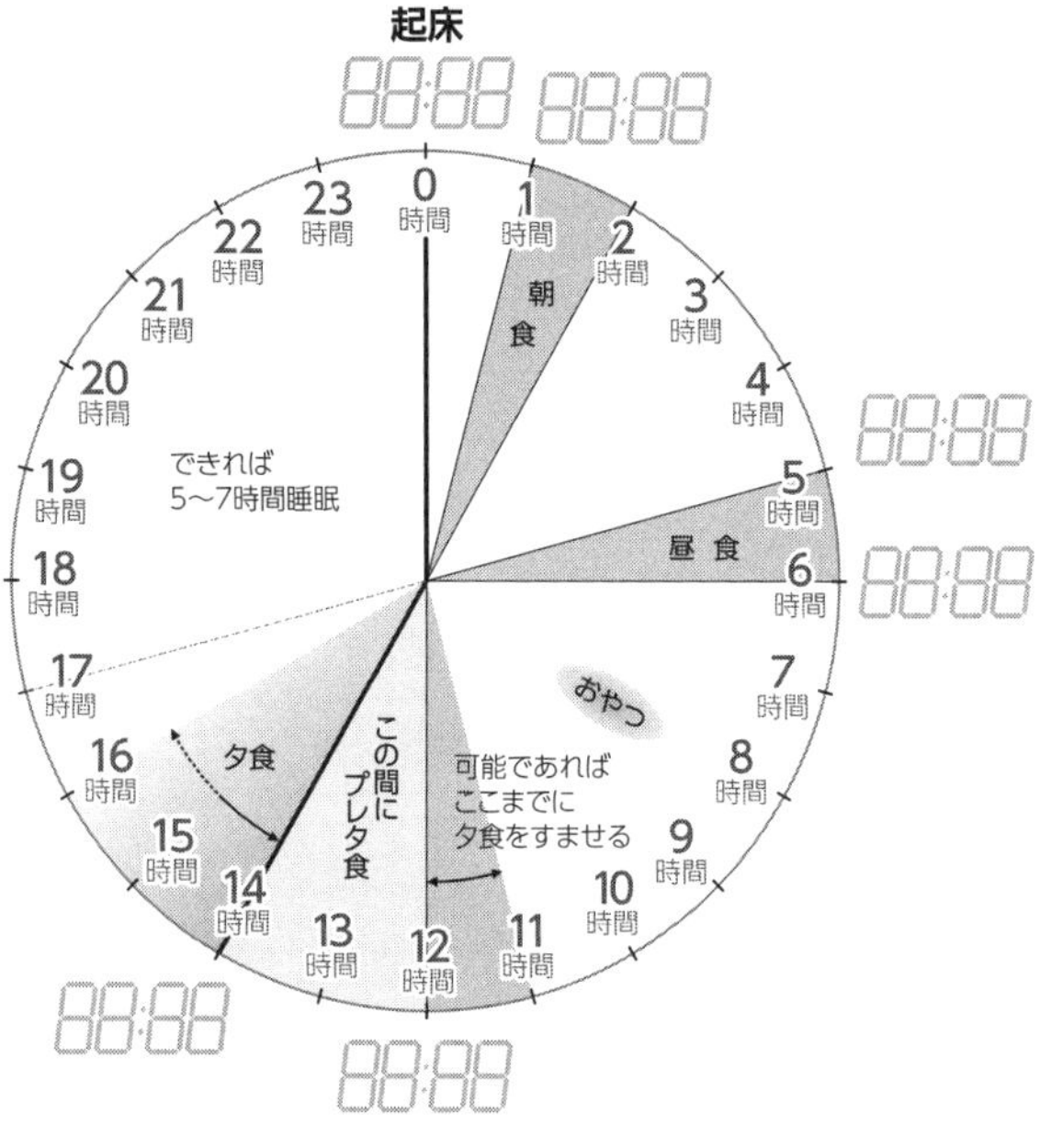

食べる時間の間を3時間以上あける

体の代謝をアップする、おすすめの食材の組み合わせ

青魚 ＋ 食物繊維が豊富な野菜

➡ **中性脂肪やコレステロールを下げる**

塩分の多い漬物や干物（できれば避けたいが、食べてしまったとき） ＋ カリウム豊富な、バナナ、ジャガイモ、キウイフルーツ、トマトジュース、牛乳

➡ **塩分を体外へ運び出すため、減塩できる**

ごはん ＋ 納豆、こんにゃく、キノコ類、海藻のおかず

➡ **「糖質+食物繊維」で、糖質の吸収をゆるやかにして、脂肪を体内に溜め込むのを防ぐ**

小松菜、チンゲンサイ ＋ 牛乳やクリームで煮る

➡ **「カルシウム+タンパク質」で、カルシウムの吸収アップ**

料理 ＋ レモン、酢

➡ **「クエン酸+ミネラル」は、ミネラル類の吸収を促進する**

レバー ＋ チーズ
プルーン ＋ ヨーグルト
ヒジキ ＋ 卵焼き

➡ **「鉄分+乳製品」「鉄分+タンパク質」で、栄養素の吸収アップ**

ごはん、パスタ、パン ＋ 豚肉、うなぎ、そらまめ

➡ **「糖質+ビタミンB1」で、糖質の分解を促進する**

※ここに、たまねぎ、ニンニク、ねぎもプラスするとさらに効果的。

✕NGの組み合わせメニュー例

麻婆豆腐＋冷奴＋豆腐の味噌汁＋納豆 ➡ **タンパク質が重なっている**

スパゲッティ＋ガーリックトースト ➡ **主食が重なってる**

お刺身＋天ぷら ➡ **主菜が重なっていて、副菜がない**

ピラフ＋チキンソテー ➡ **調理法が同じ**

理想の食事の仕方〈まとめ〉

起床から朝食まで

- まず太陽を浴びる。
- 起きたら水を飲む。
- 起床後2時間以内に朝食をとる。
- 炭水化物（ごはん、パン、シリアルなど）とたんぱく質（肉、魚、納豆、卵など）を中心に。
- たんぱく質の少ない食事（「パンとコーヒー」「フルーツだけ」など）は避ける。「炭水化物抜き」も禁止。

↓

朝食から昼食

- 昼食までの間が6時間以上あく場合→カフェオレなどの水分、チョコレートや飴をひとかけ。
- 昼食は一汁三菜スタイル。朝食での主菜とかぶらないように。炭水化物は抜かない。
- おにぎりだけ、菓子パンだけ、おそばだけ、といった単品にならないように。

↓

昼食から3時間後の間食

- 小腹が空いているときに限る。
- 15時くらいに制限時間は5分、多くても200kcal。

↓

●間食から夕食●

- 起床後14時間以内に食べること。
- 起床後14時間を超えてしまう場合は、14時間以内に、炭水化物をとっておき、14時間を超えてからは、主菜・副菜などを。
- 高たんぱく質食品に、野菜、海藻、キノコ類を合わせる。
- 主菜は、できれば1種類。朝食や昼食で食べていない食材を使う。
- たんぱく質同士の組み合わせ（「焼魚と納豆」「冷奴と肉野菜炒め」など）は避ける。
- 油を使うなら、オリーブオイルがベター。

●夕食から就寝●

- 就寝前の3時間はできるだけ食べない。お茶くらいに。
- 空腹が我慢できないときは、こんにゃくが主体となったゼリーなどカロリーの低いものに。お菓子や果物は控えたい。

参考文献

『時間栄養学―時計遺伝子と食事のリズム』香川靖雄著、柴田重信ほか・2009年・女子栄養大学出版部
『太らない時間に食べる！　体内時計ダイエット』榛葉繁紀監修・2010年・マガジンハウス
『Tarzan 太らない食べ方　1/13　2011　No.571』2010年・マガジンハウス
『「もっと時計を見る」と健康になる』大塚邦明・2012年・マキノ出版
『食と栄養　常識の落とし穴』加藤秀夫・2013年・祥伝社
『食べてやせる7日間　ベトナム・ダイエット』ボー・バン・タン・2012年・青春出版社
『アウトドアde世界のどこかの昼ゴハン』中山茂大・2011年・日本写真企画
「からだにeヘルシーレシピ　脂質異常症」第一三共株式会社・http://www.ehealthyrecipe.com/magazine/

著者略歴

森由香子《もりゆかこ》

一九六二年福島県生まれ。東京農業大学農学部栄養学科卒業。

化粧品会社勤務の後、区職員として学校給食に従事。

調理師、管理栄養士の資格を取得。

二〇〇五年より、四谷メディカルキューブの管理栄養士として、
院内レストランであるミクニマンスールのレストランメニューや
病院食のメニューを三國清三シェフとともに開発。

また、血液検査値の改善にともなうダイエット指導、食事記録の栄養分析などを通じて、
抗加齢指導士の立場から「食事からのアンチエイジング」を提唱している。

著書に『「美肌」をつくる魔女スープ』（青春出版社）、

『食べる時間を変えれば、やせられる！』（東洋経済新報社）。

監修書に『免疫力を高める野菜』（青春出版社）、

『体の中からきれいになる ミクニごはん』（朝日出版社）。

幻冬舎新書 321

なぜベトナム人は痩せているのか

炭水化物が好きな人のための分食ダイエット

二〇一三年九月三十日 第一刷発行

著者 森 由香子
発行人 見城 徹
編集人 志儀保博

発行所 株式会社 幻冬舎
〒一五一-〇〇五一 東京都渋谷区千駄ヶ谷四-九-七
電話 〇三-五四一一-六二一一(編集)
〇三-五四一一-六二二二(営業)
振替 〇〇一二〇-八-七六七六四三

ブックデザイン 鈴木成一デザイン室

印刷・製本所 株式会社 光邦

Printed in Japan ISBN978-4-344-98322-9 C0295
も-10-1
幻冬舎ホームページアドレス http://www.gentosha.co.jp/
*この本に関するご意見・ご感想をメールでお寄せいただく場合は、comment@gentosha.co.jp まで。